PERSONALE SANITARIO

In Tempi di Pandemia

Una Prospettiva Psicologica

Juan Moisés de la Serna

Tradotto da Patrizia Barrera

Editorial Tektime

2020

"Personale Sanitario ai tempi di pandemia, una prospettiva psicologica"

Scritto da Juan Moisés de la Serna

Tradotto da Patrizia Barrera

1ª edizione: maggio 2020

© Juan Moisés de la Serna, 2020

© Edizioni Tektime, 2020

Tutti i diritti riservati

Distribuito da Tektime

https://www.traduzionelibri.it

Prologo

In seguito al successo del libro intitolato "Aspetti psicologici nei tempi della pandemia", in cui vengono affrontati temi relativi all'impatto del virus COVID-19 sulla vita dei cittadini dal punto di vista psicologico, e sulla base dell'espressa richiesta da parte dei lettori di un testo incentrato sul personale sanitario, ho deciso di scrivere questo libro.

L'obiettivo è quello di offrire informazioni aggiornate sugli aspetti psicologici di quello che è stato descritto come il primo fronte di battaglia contro l'avanzata del COVID-19 dal punto di vista della psicologia scientifica, con precisi riferimenti alle ultime pubblicazioni a riguardo alla fine del libro.

Una visione rigorosa e aggiornata sui contributi della scienza della psicologia espressa in modo accessibile a tutti, con l'obiettivo di aiutare a comprendere l'impatto emotivo di questa situazione nell'ambito del personale sanitario, nonché le sue conseguenze presenti e future.

Ringraziamenti

Malgrado possa sembrare una banalità, parlare di personale sanitario equivale a puntare l'attenzione su quelle persone che sono responsabili della salute pubblica, fisica e mentale, sulla base dei vari ruoli e specializzazioni in ambito sanitario nei diversi paesi. In primo luogo operando una distinzione negli ospedali tra personale medico e paramedico, ovvero separando medici, infermieri e inservienti dal personale di gestione e di amministrazione, nonché da quello di supporto come custodi, guardie di sicurezza e personale addetto alla pulizia, tutti parimenti importanti per il buon funzionamento di un centro sanitario più o meno grande.

Il distinguo precedente non è accessorio ma di importanza primaria perché, sebbene il testo si concentri sul personale sanitario in tempi di pandemia, non bisogna dimenticare che esso può svolgere il suo lavoro grazie a tutta l'equipe umana che lo sostiene e che collabora con esso, persone spesso "invisibili" ai pazienti e alle loro famiglie ma, come già detto, preziose. (@UNICEF_CLM, 2020) (vedi Figura 1).

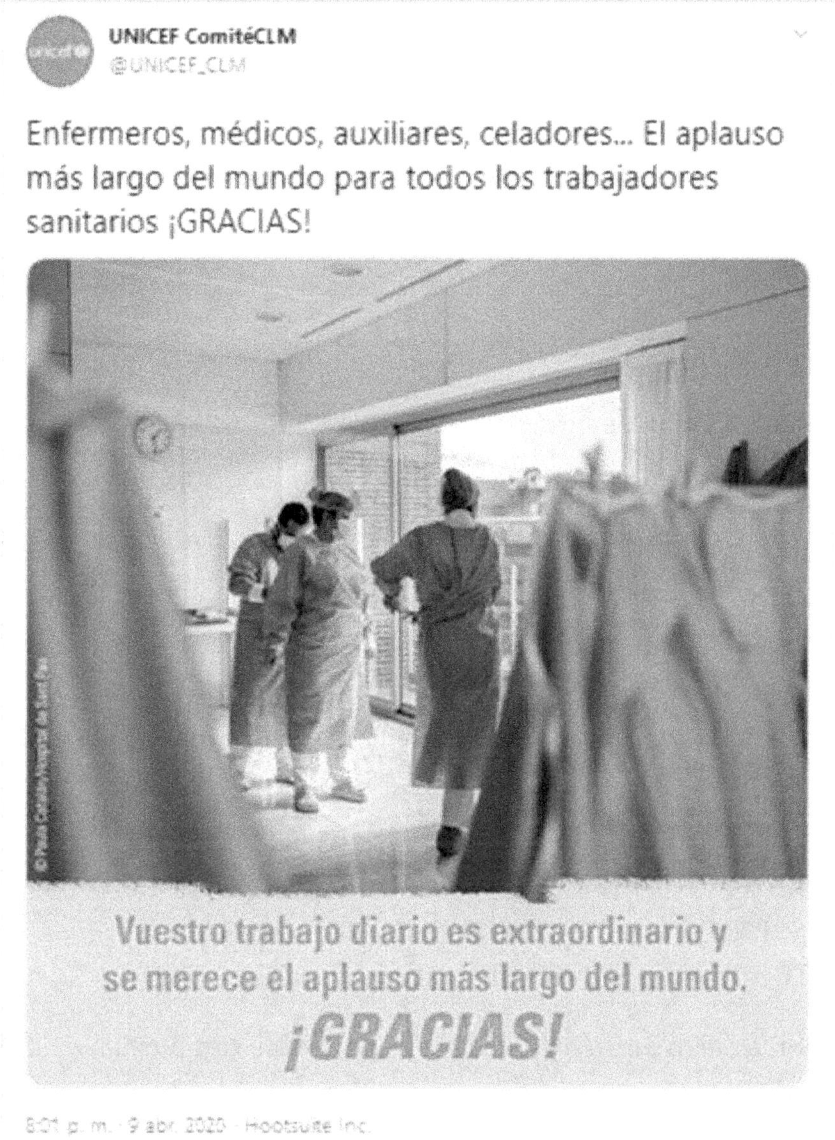

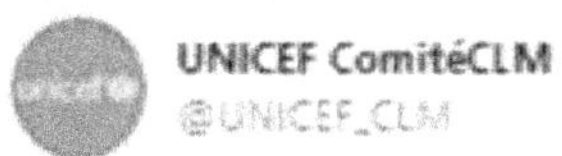

Infermieri, Medici, Ausiliari, Inservienti...Un grande applauso dal mondo intero per tutto il personale sanitario. GRAZIE!

INDICE

CAPITOLO 1. CONTESTUALIZZANDO

Prima di approfondire l'impatto psicologico ed emotivo del COVID-19 sul personale sanitario, dobbiamo contestualizzare questo lavoro nell'ambito di una pandemia che colpisce a livello globale e senza precedenti nella storia moderna, mettendo a dura prova il sistema sanitario e creando stress nella popolazione.

Pur notando le disastrose conseguenze in Cina, dove l'epidemia è iniziata, i Governi hanno cominciato a prendere misure a riguardo solo alla comparsa dei primi casi nel proprio territorio. Uno stato di cose che è iniziato appena pochi mesi fa e che ha coinvolto sempre più Paesi, con i primi casi importati da cittadini provenienti dalle zone colpite che, involontariamente, hanno diffuso poi il contagio in tutto il mondo.

Una situazione critica nei confronti della quale i governi hanno adottato misure diverse ma, in tutti i casi, la lotta contro il virus è stata condotta dal personale sanitario anche a rischio della propria vita, per curare i pazienti che si trovavano in situazioni di emergenza.

La Sanità in ambito Europeo

Il personale sanitario può essere distinto in base alla categoria indicata in ciascun paese, ad esempio tra personale medico e infermieristico, professionisti che svolgono funzioni complementari ma la cui percentuale rispetto alla popolazione varia a seconda del paese Europeo da cui si sta parlando.

Pertanto, e nel caso specifico della Spagna, questo è superiore alla media Europea in termini di numero di professionisti medici che lavorano nel settore sanitario, una media che nel 2019 era di 3,6 per 1.000 abitanti; mentre nel caso degli infermieri la Spagna è inferiore alla media, la cui percentuale nel 2019 a livello europeo era dell'8,5 per 1.000 abitanti.

La Grecia, l'Austria e il Portogallo sono i paesi con il più alto rapporto di medici-pazienti nell'Unione europea, mentre quelli con il rapporto più basso sono la Polonia, la Romania e l'Inghilterra.

Per quanto riguarda la comunità infermieristica, la Norvegia, l'Islanda e la Finlandia sonoi tra i paesi Europei con un rapporto più elevato per 1.000 abitanti, mentre quelli con il rapporto più basso nell'Unione europea sono la Grecia, la Bulgaria e la Lituania.

Pertanto, la Spagna si piazza nel quadrante con più medici e meno infermieri rispetto alla media Europea

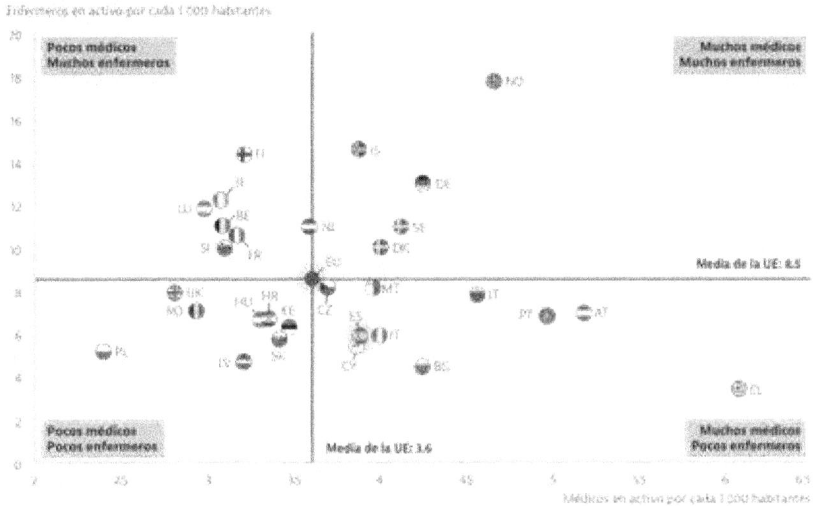

Foto 2. Personale Sanitario in Europa

Per offrire un quadro realistico della situazione è bene chiarire che nel caso specifico della Spagna, dove viene registrato un rapporto inferiore degli infermieri rispetto alla media Europea, che ciò non è dovuto alla mancanza di personale, ma piuttosto che nel conteggio non vengono considerati gli assistenti infermieristici, nonostante il fatto che in altri paesi Europei le loro funzioni siano equiparate a quelle degli infermieri.

Parimenti, si specifica che nel caso della Grecia e del Portogallo, viene conteggiato il numero di medici autorizzati ad esercitare e non solo quelli che lavorano nei centri sanitari, quindi la loro percentuale è superiore alla media Europea.

Con questo primo approccio, vogliamo offrire una panoramica generale del personale sanitario presente nei vari Paesi, e in particolare in Spagna, prima della comparsa di COVID-19, un aspetto che è rilevante in termini di risorse umane deputate a combattere l'avanzata del morbo; un panorama che, come vedremo, è cambiato rapidamente in termini di disponibilità e requisiti dei nuovi professionisti. Ciò riflette le enormi differenze esistenti tra i paesi dell'Unione europea, il che in linea di massimma potrebbe rappresentare un carico di lavoro maggiore o minore che tale personale dovrà sopportare: quindi, più alto è il numero di medici e infermieri ogni 100.000 abitanti, più facile risulterà l'assistenza alla popolazione, poiché si potrà contare su più risorse umane. O, almeno questo era il modo di pensare prima del palesarsi di alcuni eventi che, nel giro di poche settimane, hanno radicalmente cambiato la realtà del personale sanitario.

Ma prima di passare ai commenti ci sono anche altri indicatori da tenere in considerazione per conoscere la "forza" del sistema sanitario di ciascun paese, ad esempio il numero di letti ospedalieri disponibili. Nel 2014 la media dell'Unione Europeo era di 372 posti letto per 100.000 abitanti; la Spagna era inferiore alla media, con 242 letti (Eurostat, 2020) (vedi figura 3).

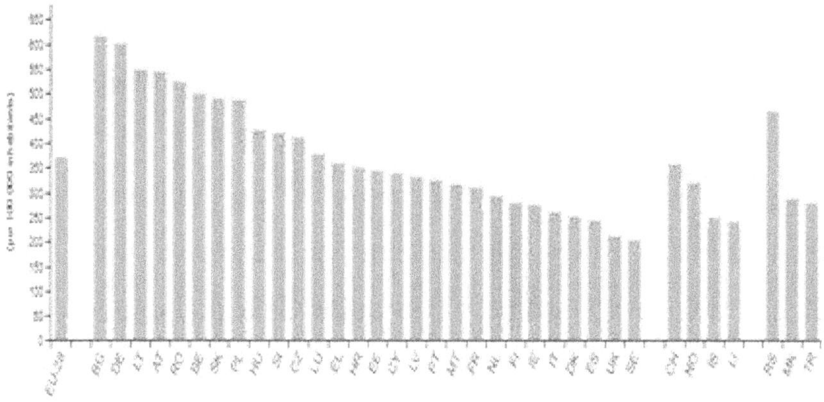

Foto 3 Posti letto disponibili ogni 100.000 abitanti

I paesi con il maggior numero di posti letto disponibili tra il 2014 e il 2015 erano Bulgaria, Germania e Lituania (rispettivamente con 616, 601 e 557 posti letto per 100.000 abitanti); mentre quelli con il minor numero di letti erano Svezia, Inghilterra e Spagna (rispettivamente con 203, 211 e 242 posti letto per 100.000 abitanti)

La Spagna , nello specifico, si piazzava nella media. Pertanto, e sulla base dei dati precedenti, si può affermare che i paesi dell'Unione europea che dispongono di maggiori risorse personali e materiali per affrontare meglio una crisi sanitaria sarebbero la Grecia, l'Austria e il Portogallo in termini di numero di medici; la Norvegia, l'Islanda e la Finlandia per numero di infermieri; e la Bulgaria, la Germania e la Lituania per numero di letti d'ospedale.

Al contrario, coloro che sono "i meno preparati" ad affrontare una crisi sanitaria sarebbero la Polonia, la Romania e l'Inghilterra per numero di medici; laGrecia, la Bulgaria e la Lituania per numero di infermieri; e la Svezia, l'Inghilterra e la Spagna per numero di posti letto disponibili. Nel caso specifico della Spagna, rispetto alla media dell'Unione europea presenterebbe più medici e meno infermieri, sempre tenendo conto, come già specificato, che il personale ausiliario che lavora negli ospedali (OCSE / Osservatorio europeo sulla salute) non è incluso nel conteggio   (Sistemi e politiche, 2019).

Per quanto riguarda il numero dei letti disponibili per 100.000 abitanti, a partire dal 2015 la Spagna era al di sotto della media, con il 43% in meno di letti disponibili per 100.000 abitanti (O.M.S., 2020a)

Sebbene quanto sopra non ci consenta di stabilire delle distinzioni in termini di criteri di efficienza, qualità delle cure offerte, facilità di accesso o soddisfazione degli utenti rispetto al servizio ospedaliero in ciascun paese e in particolare in Spagna, ciò offre una panoramica della forza o, al contrario, della debolezza che dipendono dal materiale e dalle risorse umane disponibili prima dell'inizio della crisi sanitaria globale.

Per quanto riguarda la qualità delle cure, si deve tenere presente che di norma quando una persona è ospedalizzata, vuoi per un'operazione imminente o per riprendersi da un trauma o da un intervento, rimane nella struttura per giorni o addirittura settimane. In questo "breve" periodo di tempo, viene seguita dal personale sanitario al completo, con un primario specialista che supervisiona i progressi del paziente.

Sebbene sia accertato che l'assistenza può essere buona in ospedale, a volte i pazienti e i familiari possono lamentarsi della "freddezza" del personale, in quanto fanno sì il loro dovere ma a volte interagiscono il meno possibile con il paziente e i parenti.

Ciò perché un tale rapporto è interpretato come superfluo e in alcuni casi addirittura dannoso per il corretto funzionamento dell'ospedale, che considera prioritariamente i progressi fisici del paziente a scapito di quelli emotivi. Tuttavia, in alcuni centri sanitari si lavora a stretto contatto con gli psicologi clinici, che addestrano il personale sanitario a relazionarsi e comunicare in modo appropriato con i pazienti.

Soprattutto nel caso in cui è necessario dare "cattive notizie", bisogna agire con cautela e sapere come affrontare le reazioni negative dei pazienti, che possono oscillare tra la depressione e gli scoppi d'ira.

Ma sebbene sia vero che sapere come comunicare è importante, tuttavia ciò non è sufficiente per una relazione medico-paziente di qualità, quindi cosa si dovrebbe fare per migliorare l'assistenza ai pazienti?

Questo è ciò a cui si è cercato di rispondere attraverson uno studio condotto dal Nursing Care Research Center, la School of Nursing and Midwifery, insieme all'ospedale Firoozgar dell'Università di Scienze mediche dell'Iran; il Centro di ricerca e medicina cardiovascolare Rajaie dell'Università dell'Iran di scienze mediche; e Teheran University of Medical Sciences (Iran) (Khaleghparast et al., 2016).

Si è trattato di uno studio di tipo qualitativo in cui sono stati intervistati 51 utenti ospedalieri, tra pazienti, parenti e personale sanitario.

L'argomento del colloquio semi-strutturato riguardava le politiche di visita medica del centro, prestando particolare attenzione al confronto tra politiche restrittive e politiche aperte.

Per quanto riguarda le politiche restrittive per l'assistenza ai pazienti, esse sono regolate da una pianificazione prestabilita per la visita del personale sanitario, in cui sono fissati sia l'ora della visita sia l'ora della visita.

Nel caso delle politiche aperte, invece, non esistono orari di visita, né vi è alcuna restrizione sul tempo trascorso con il paziente.

Le risposte di tre gruppi, pazienti, parenti e personale sanitario, sono state classificate e poi analizzate. Quindi, per quanto riguarda le politiche restrittive i risultati evidenziano il vantaggio di evitare il caos, di garantire visite mediche anche a pazienti che non desiderano essere visitati, un maggior controllo delle infezioni, una maggiore stabilità e regolarità del personale; tra gli svantaggi, si rileva una mancanza di "connessione" emotiva, una scarsa conoscenza dii informazioni sulle condizioni del paziente e tempi dii visita specialistica molto brevi.

All'opposto, nel caso delle politiche aperte, tra i vantaggi si annoverano la riduzione dello stress nel paziente e l'aumento del suo senso di sicurezza, un'assistenza alle famiglie durante la cura del paziente, nonché una migliore informazione ai parenti e al paziente stesso e la creazione di un clima migliore nella relazione medico-paziente. Tra gli svantaggi, la violazione della privacy del paziente e l'interferenza esterna durante il trattamento sanitario

Come sottolineato dagli autori, sono necessarie nuove ricerche prima che si possano trarre conclusioni a riguardo, principalmente a causa del numero ridotto di partecipanti allo studio e della metodologia qualitativa utilizzata. Nonostante ciò, va notato che le politiche restrittive garantiscono la visita di un medico una volta al giorno;

qualcosa che viene percepito come insufficiente sia dai i pazienti che dai familiari. Allo stesso modo, il personale sanitario si sente più a suo agio nelle politiche aperte, in quanto senza perdere la propria dignità professionale può offrire ai pazienti un'assistenza più personalizzata e di migliore qualità.

Nonostante i vantaggi esposti dell'uno o dell'altro sistema, bisogna tenere presente che l'applicazione di questi risultati a un centro sanitario dipenderà molto dalle sue dimensioni; quindi le politiche aperte sembrano più adatte a un centro sanitario di dimensioni medio o piccolo dove il personale può concedersi un "tempo di qualità" con i propri pazienti senza l'obbligo di rispettare un programma rigoroso, mentre in centri più grandi, dove il numero di pazienti per medico è elevato, il sistema migliore sarebbe quello delle politiche restrittive, affinché venga garantita l'assistenza minima ad ogni paziente.

Malgrado ciò dovrebbe essere tenuto nel giusto conto la richiesta espressa da parte dei pazienti e dei loro familiari che il personale sanitario non perda il "calore" delle relazioni umane durante il periodo di assistenza, siano esse restrittive o aperte. In altre parole, e tornando al senso originario di questo paragrafo, questi sono i dati riguardanti le risorse umane del personale sanitario, intese come medici e infermieri, nonché le risorse materiali, intese   come il numero di posti letto disponibili, indipendentemente da altri fattori   come la qualità dell'assistenza sanitaria o la presenza o meno di sofisticate attrezzature tecnologiche.

Per conoscere questi altri aspetti, è necessario utilizzare l'Health Consumer Powerhouse Ltd, che pubblica annualmente l'Euro Health Consumer Index, che tiene conto di 46 indicatori raggruppate in settori specifici, come i diritti dei pazienti o le informazioni ricevute, stabilendo da ciò una classifica dei sistemi sanitari presenti in Europa. In base ai dati raccolti sembra che il miglior punteggio nella classifica del 2018 lo abbiano avuto la Svizzera, i Paesi Bassi e la Norvegia, mentre il peggior punteggio è stato assegnato all' Albania, alla Romania e all' Ungheria (Health Consumer Powerhouse Ltd, 2018) (vedi Figura 4).

Anche con tutti i dati in nostro possesso, non è possibile stabilire a priori quale paese resisterà meglio ad una crisi.sanitaria, poiché in tali circostanze le risorse disponibili in termini di personale e numero di posti letto possono essere più rilevanti rispetto ai risultati in termini di soddisfazione dei diritti del paziente o delle informazioni che essi ricevono...

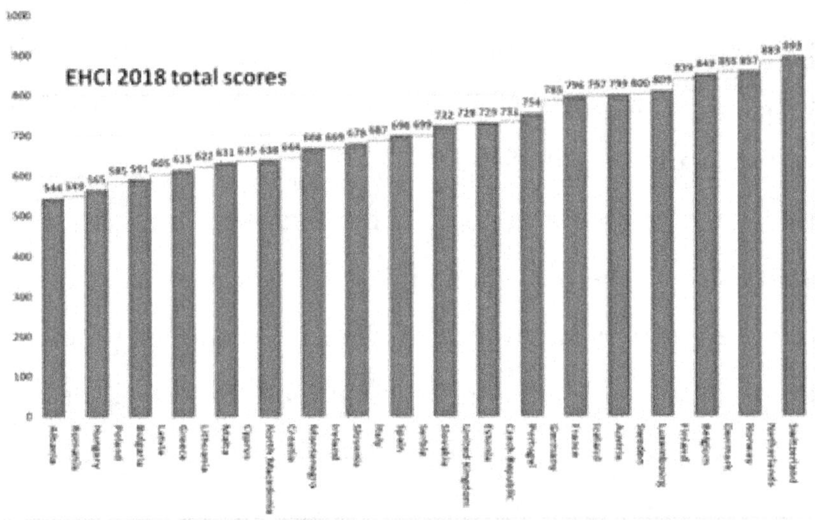

Foto 4 Ranking Sistema Sanitario in Europa

Inoltre, e insieme a quanto sopra, si deve tenere presente che i governi stanno implementando una serie di misure che fanno sì che il numero di pazienti che necessitano di assistenza arrivi gradualmente ai servizi sanitari, in modo che l'avanzamento "controllato" di una malattia possa essere gestito coerentemente da un'assistenza sanitaria con risorse "adeguate" Tuttavia un "picco" di contagio, e quindi di pazienti che richiedono il ricovero in ospedale, può causare il collasso di qualsiasi sistema sanitario, non importa quanto sia ben strutturato.

Riguardo il COVID-19

Nonostante si tratti di un nuovo virus, si sa già abbastanza su COVID-19, a partire dalla famiglia di appartenenza e dalle caratteristiche di questo Coronavirus (@CSIC, 2020) (vedi Figura 5)

Informazioni che sono state ottenute grazie al coinvolgimento di numerosi laboratori di ricerca e delle università in tutto il mondo , e al fatto che per la prima volta si è riusciti a mappare la sequenza genetica del virus , informazione poi offerta ufficialmente dalla Cina al fine di trovare un trattamento efficace per controllare la malattia.

Questi due fattori hanno permesso di condurre diverse sperimentazioni in tutto il mondo al fine di rallentare l'avanzata del virus e, soprattutto, per ridurre il tasso di mortalità.

L' O.M.S. ha fornito molte risposte riguardo la natura del COVID-19, quali sono i suoi sintomi, come si diffonde o qual è il tasso di guarigione e di mortalità tra i pazienti infetti. (O.M.S., 2020b).

Nonostante ciò, molti aspetti per i quali non abbiamo risposte sono oggi ancora in fase di studio, in particolare quelli concernenti un trattamento efficace della malattia, sia preventivo che terapeutico.

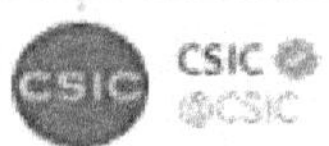

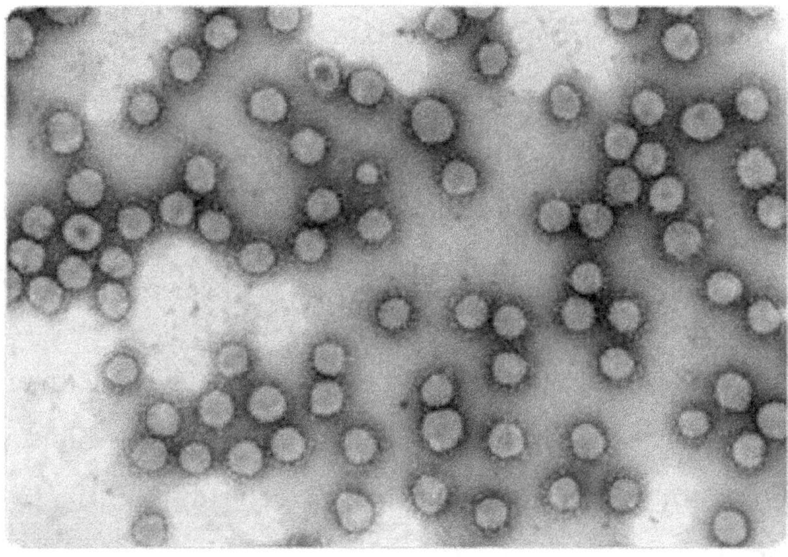

Foto 5 Il nuovo #coronavirus si chiama SARS-COV-2 e causa la malattia denominata COVID-19 (Coronavirus Disease 2019)

Nell'immagine, il virus della famiglia dei Coronavirus di cui fa parte il nuovo coronavirus. (Foto presa dal virologo Luis Enjuanes (@CNB_CSIC)

La denominazione del COVID-19

Uno dei problemi degli psicologi sociali è raggiungere la fedeltà dei clienti nei confronti di un marchio, che è quello che comunemente utilizziamo per identificare una determinata persona, prodotto o azienda.

Normalmente quando pensiamo a un'azienda come la Coca-Cola, McDonald o l'Ikea, di solito lo facciamo in relazione ai prodotti che vendono. Se guardiamo ad altri marchi come U.P.S., Iberia o Microsoft, lo facciamo sui servizi che offrono.

Un qualcosa che influenzerà in modo decisivo l'acquisto del prodotto o del servizio in questione, non solo sulla base dei nostri criteri, ma anche in merito all'opinione altrui e del condizionamento dei media attraverso la pubblicità.

Allo stesso modo, quando pensiamo a Stephen Hawking, Barack Obama o Rafael Nadal non lo facciamo più in base ai prodotti o ai servizi, ma per il loro marchio personale, che hanno sviluppato grazie alle loro carriere scientifiche, politiche o sportive; ciò significa che gli aspetti emotivi ad un marchio possono essere riferiti anche a una persona, a un' azienda e persino a una località.

Bene, la stessa cosa accade quando si deve dare un nome alle "calamità naturali", ad esempio quando si tratta di appellare i cicloni tropicali che ogni anno tormentano gran parte dei Caraibi e del Nord America.

Come riportato dall'Organizzazione meteorologica mondiale (2020), questi nomi seguono elenchi prestabiliti che ruotano, lasciando però nel nome molti degli effetti disastrosi dell'uragano Katrina del 2005 o di Ike del 2008.

Quindi, in linea di principio, questi nomi non hanno alcuna relazione con la data in cui il fenomeno si verifica, la sua violenza o le aree più colpite, non ci sono motivi specifici per cui possono venire chiamati in Inglese o in Spagnolo (ad esempio, rispettivamente Barry o Gonzalo), oppure con nomi maschili o femminili (ad esempio, Lorenzo o Laura). Tuttavia, può il nome dei cicloni tropicali avere qualche tipo di impatto sulla popolazione?

Questo è ciò che si è cercato di capire attraverso un'indagine condotta dal Dipartimento di Amministrazione e Società, in collaborazione con il Dipartimento di Psicologia, il Communications Research Institute e l'University of Illinois Research Laboratory per la ricerca su donne e genere, e al Dipartimento di Statistica dell'Arizona State University (USA) (Jung, Shavitt, Viswanathan e Hilbe, 2014).

Lo studio ha analizzato le conseguenze climatiche degli uragani negli Stati Uniti avvenuti negli ultimi sei decenni, differenziandoli in base ai nomi maschili e femminili. Ciò che si è scoperto è innanzitutto che quelli a cui erano stati dati nomi femminili erano quelli che avevano causato maggiori effetti distruttivi e morti tra la popolazione.

Si ricordi che l'elenco dei nomi è prefissato e che quindi la modalità per appellarli è di tipo consecutivo, così a priori non c'è relazione tra il genere maschile o femminile del nome e la sua violenza. E' quindi estremamente sorprendente il risultato dello studio, in cui sono stati sottoposti a 346 partecipanti una lista di nomi di uragani, 5 maschili e 5 femminili, per valutare, con una scala tipo Likert da 1 a 7, fino a che punto ciascuno degli uragani sulla lista fosse considerato violento.

I risultati mostrano che gli uragani a cui era stato dato un nome maschile tendevano a essere classificati come più distruttivi degli uragani a cui era stato dato un nome femminile, indipendentemente dal sesso dei partecipanti.

Ciò ha permesso di capire perché a volte gli avvisi delle autorità e i nomi che vengono assegnati alle misure preventive, se maschili o femminili, condizionano più o meno la popolazione.

D'altra parte, il nome delle malattie coniato in ambito sanitario deriva da abbreviazioni che sono correlate ad alcune caratteristiche identificative del sito, della sintomatologia o delle sue conseguenze. Così, già nell'ambito della famiglia dei coronavirus, ci sono stati in precedenza vari focolai, come il SARS-CoV che si è manifestato in Cina nel 2002, le cui iniziali indicano il

Coronavirus della sindrome respiratoria acuta grave sualla base della sua sintomatologia; il MERS-CoV emerso in Arabia Saudita nel 2012 e le cui iniziali in inglese si riferiscono alla sindrome respiratoria del Medio Oriente Coronavirus, quindi con chiare indicazioni della sintomatologia e del luogo di origine del suo esordio; mentre per il COVID-19 che sembra sia nato in Cina nel 2019, il suo acronimo in inglese indica solo il nome generico del ceppo del virus, senza fare alcun accenno alla sua sintomatologia o al luogo geografico in cui esso si è manifestato la prima volta.

Si tenga presente che il termine COVID-19 non è stato il primo ad essere utilizzato per questa malattia, ma è il termine modificato e reso pubblico quasi due mesi dopo il primo caso segnalato all'OMS, il che ha portato alcuni ad affermare che le motivazioni di questa modifica, col fine di dare al virus un nome "ufficiale", nascessero dalla necessità di evitare le conseguenze economiche negative dell'associazione del nome alla malattia nei confronti di una regione o una popolazione. (@radioyskl, 2020) (vedi Figura 6).

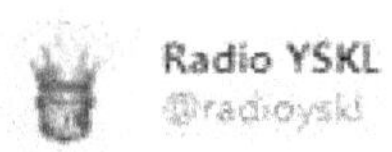

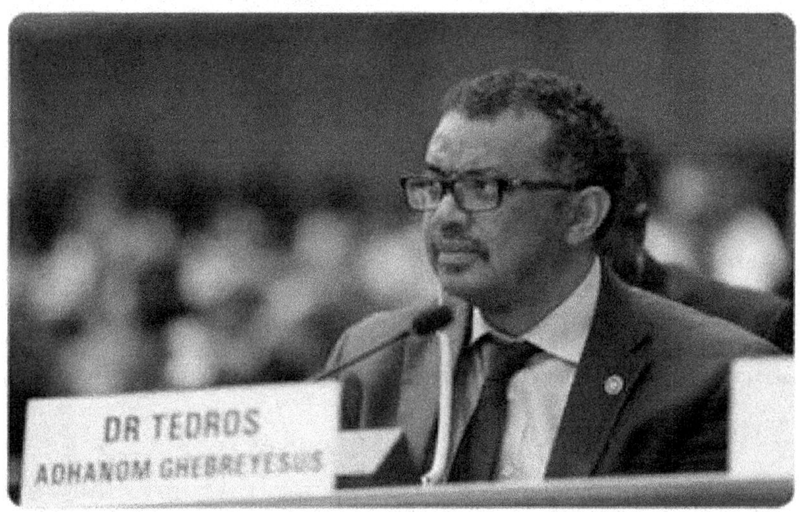

Foto 6. Tweet   Denominazione del COVID-19

Foto 6   *il Presidente dell'Organizzazione Mondiale della Salute (OMS) Tedros Adhanom Ghebreyesus, che annunciò il cambiamento di nome della malattia in COVID-19. Un morbo che aveva già causato la morte di 1.000.000 di persone.*

"Il primo vaccino "potrebbe essere disponibile in 18 mesi."

L'obiettivo è evidente: quello di eliminare i termini "virus cinese" o "virus Wuhan", che indicano chiaramente l'epicentro dell'infezione.

Un atto di deferenza verso la Cina che alcuni operatori sanitari osteggiano, in quanto non è stato utilizzato uguale rispetto nei confronti di altre popolazioni, come nel caso della sindrome respiratoria mediorientale Coronavirus.

Nonostante sia stato dato al virus il nome ufficiale di COVID-19, la popolazione ha continuato a usare i nomi di Virus Cinese e in particolare Coronavirus per informarsi sui sintomi, sulle misure di prevenzione o sulla diffusione della malattia, e probabilmente è ancora troppo presto per capire il motivo per cui il tentativo di dare un nome ufficiale è "fallito".

Va tenuto presente che per creare un nuovo marchio e farlo aderire ad esso, è necessario affrontare una serie di variabili, come riscontrato in uno studio condotto dalla Taylor University (Malesia) (Poon, 2016.) che aveva l'obiettivo di comprendere le motivazioni del maggior successo di un marchio rispetto agli altri. Per fare ciò è stato selezionato un elenco di cinquanta prodotti giornalieri tra i più venduti di due principali società di marketing, per verificare l'impatto del marchio.

Dopo aver analizzato i messaggi, i depliant e la pubblicità inerenti ai due marchi e diffusi dai media e dalle reti televisive si è scoperto, applicando l'analisi testuale e il metodo interpretativo, che questi marchi si basavano su due pilastri per mantenere la fidelizzazione del cliente.

Il primo era la capacità di generare emozioni positive; il secondo quello dell'estetica dell'onestà, vale a dire, che quel prodotto soddisfa tutte le aspettative pubblicizzate, e ciò ne mantiene alti gli standard di qualità.

Per quanto riguarda la credibilità dell'OMS, sembra che, in base al sondaggio condotto da WIN / Gallup International (ONU, 2014), questo organismo, insieme all'UNICEF, sia una delle agenzie internazionali più quotate al mondo, poiché il 72% degli intervistati ha espresso un'opinione altamente positiva nei suoi riguardi.

Pertanto, è probabile che i cittadini nel tempo faranno proprio questo nuovo termine, tenendo anche conto del divario temporale che si è verificato tra l'annuncio del nome ufficiale dell'agente infettivo l' 11 febbraio 2020 e la sua effettiva comparsa (vedi Figura 6), cioè circa un mese dopo che la popolazione mondiale era già stata allertata, il 20 gennaio 2020, già con un bel ritardo, dato che il primo caso d'infezione era stato segnalato il 31 dicembre 2019.

L'evoluzione della pandemia

Sebbene i fatti siano recenti e non consentano di analizzare le informazioni in una certa prospettiva, la seguente è una piccola sequenza di date e informazioni relativi all'attuale pandemia, con particolare attenzione alle informazioni sul personale sanitario, prima in generale e poi specificamente in Spagna.

Pertanto, è necessario sottolineare che il nuovo coronavirus del 2019 (n-CoV) com'era inizialmente chiamato, noto anche come "virus cinese" o "virus di Wuhan", che è il nome della provincia Cinese dove è iniziato il contagio, oggi ha cambiato il suo nome ufficiale in COVID-19, secondo quanto dichiarato dell'OMS il giorno 11 febbraio 2020.

Sebbene il primo caso ufficiale di COVID-19 sia stato segnalato in Cina alla fine di dicembre, alcune indagini indicano che in precedenza c'erano stati vari casi che non erano stati segnalati all'O.M.S. Inoltre, molte sono state le critiche nei confornti di questa Organizzazione, che ha reso pubblica la pandemia solo l'11 marzo 2020, quando c'erano già più di 1.000.000 di persone contagiate nel mondo (@radio_angelica, 2020) (vedi Illustrazione 7).

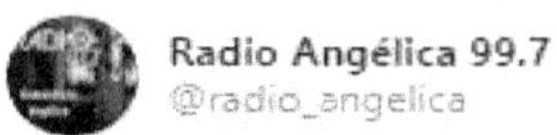

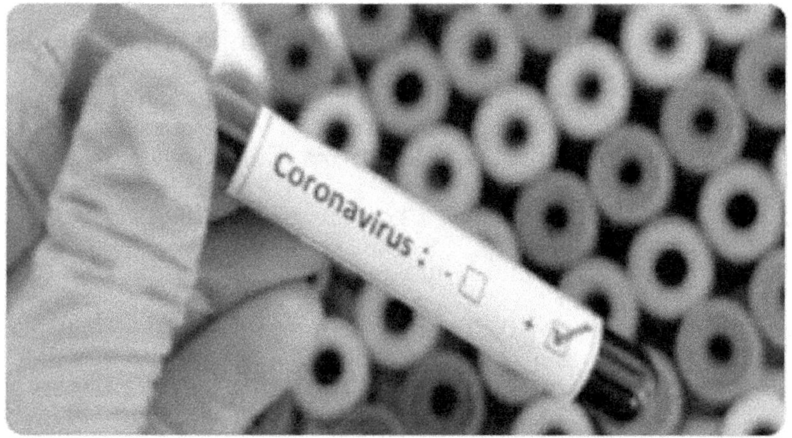

Foto 7 Tweet Annuncio della Pandemia

Foto 7 Dal primo caso ufficiale di coronavirus nel dicembre 2019 alla dichiarazione dell'OMS, quando si era già abbondantemente superato il milione di contagiati nel mondo, il nuovo SARS-COV-2 ha messo in ginocchio l'intero sistema sanitario mondiale.

radioangelica.com/noticias/coron...

Un virus, sconosciuto fino ad allora, che si stava gradualmente diffondendo, ma della cui gravità era a conoscenza solo il personale sanitario; in tal modo la popolazione, fino a quando non ha visto le misure adottate dai diversi governi, era "tranquilla", confidando nelle capacità di reazione del proprio sistema sanitario.

Forse la misura più "drastica" e impopolare adottata gradualmente dalla maggior parte dei paesi del mondo e imposta alle persone per la paura del contagio è stata quella del confinamento in casa dell'individuo, che ha costretto la popolazione a non uscire o a farlo solo per giustificati motivi, in quanto non è tollerabile rimanere detenuti nella propria abitazione o essere puniti con un'ingente multa se si è costretti a uscire. Una pratica di confinamento che ebbe inizio in Cina e con gran stupore del mondo intero, quando la gran parte della popolazione della provincia di Hubei, dove si trova Wuhan, la città dove si verificò l'epidemia, fu in pratica reclusa nelle proprie abitazioni.

Una reclusione forzata che ha poi coinvolto milioni di persone con una decisione presa in una sola notte, qualcosa che fino ad allora sarebbe stato ritenuto impossibile a causa dell'ingente numero di cittadini coinvolti, e che tuttavia è stata applicata il 24 gennaio 2020 (@shildalys, 2020) (vedere l'illustrazione 8).

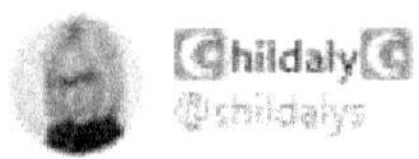

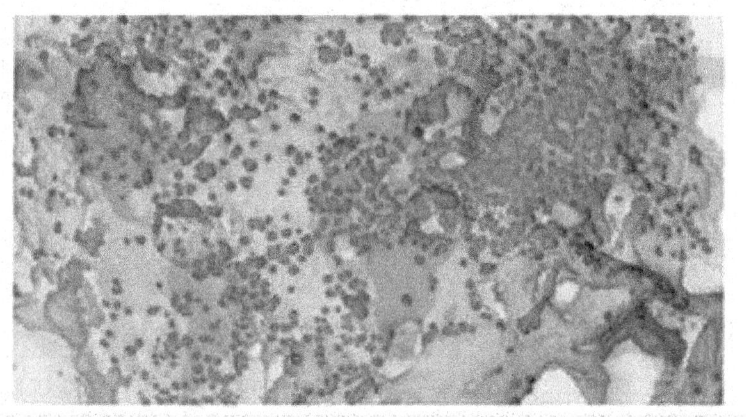

Foto 8 Tweet riguardo la quarantena in Cina.

Foto 8 #Coronavirus 24 gennaio 2020, la #Cina mette in quarantena 8 città della provincia di Hubei, confinando nelle proprie case circa 35 milioni di liberi cittadini. Al momento in cui sto scrivendo in Cina si contano 26 pazienti contagiati dal 2019 n-COV. In tutti gli Stati Uniti 63 non ancora confermati.

Una misura controversa perché limita e non rispetta i diritti individuali del movimento e persino del lavoro, ma che è necessario adottare in tempi di crisi sanitaria se si pensa al bene collettivo, ai fini di operare un freno alla diffusione del contagio tra i cittadini.

Questo aspetto non è stato sempre compreso dalla popolazione reclusa, quindi i governi hanno investito milioni in campagne pubblicitarie attraverso i media e i social network per "modificare" la visione di questa misura restrittiva, e farla elaborare dalla popolazione come necessaria sulla base del pericolo che si sta vivendo..

Su modello della decisione adottata dalla Cina e in seguito al numero crescente di casi di cittadini contagiati, l'Italia ha attuato poi le stesse misure restrittive in termini di possibilità di movimento in alcune delle regioni settentrionali, una decisione adottata il 7 di Marzo 2020, per poi estendere la quarantena all'intero Stato.al fine di prevenire gli effetti letali del contagio da COVID-19. Ma poi ogni Stato del mondo ha adottato misure simili, optando in ogni caso per la chiusura parziale o totale delle attività non essenziali, o chiudendo letteralmente il territorio per impedire agli stranieri "infetti" di diffondere la malattia nel proprio territorio. (@Renzo_Utili, 2020) (vedi Figura 9).

Nel caso specifico della Spagna, il primo contagio si è verificato il 31 gennaio 2020 per contagio da cittadino straniero.

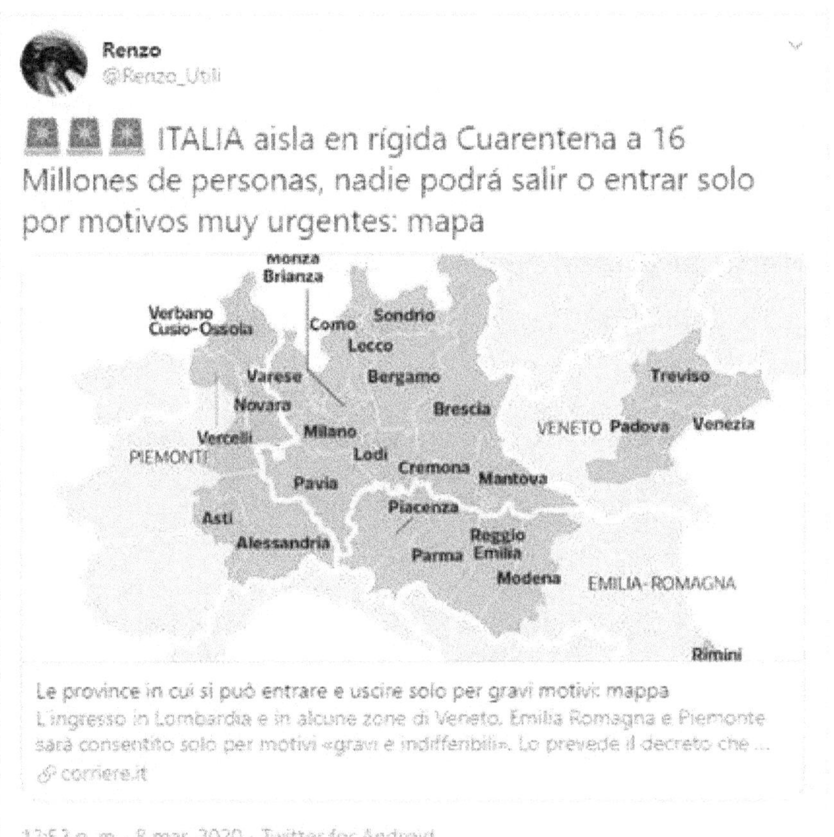

Foto 9 Tweet riguardo la quarantena in Italia

Foto 9 ITALIA In base alla rigida quarantena che ha tenuto chiuso in casa 16 milioni di persone, nessuno poteva entrare o uscire se non per motivi urgenti. Ecco la mappa.

Una situazione che ha richiesto al governo di adottare misure non appena il numero di contagiati e deceduti è aumentato, tanto che la Spagna è diventata una delle principali fonti di contagio dopo Cina e Italia.

Ciò dal 14 marzo, quando fu decretato lo stato di emergenza e con esso il confinamento della maggior parte della popolazione nelle loro case, ma esonerando da questa misura il personale essenziale, compresi gli organi e le forze di sicurezza, quelli coinvolti nella fornitura o la pulizia della città e, naturalmente, il personale sanitario.

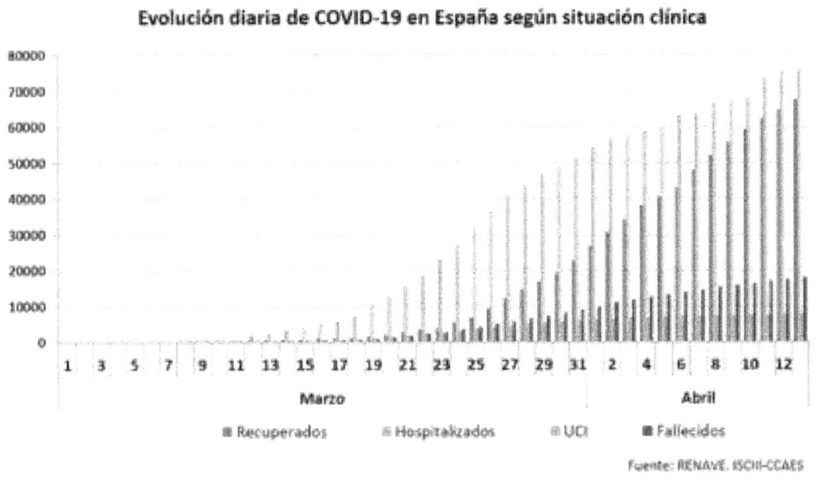

Foto 10. Evoluzione della curva in Spagna

Diverse misure adottate come il confinamento sono risultate utili per rallentare l'evoluzione della malattia in termini di numero di nuovi contagi, permettendo anche a molti paesi di prevenire il collasso del sistema sanitario (Carlos III Health Institute, 2020) (vedi Figura 10). Tutta gente che vedeva come le proprie famiglie dovevano rimanere confinate a casa mentre loro erano costretti ad andare a lavorare tutti i giorni in luoghi dove non era sicuro che non potessero infettarsi e quindi esporre al virus anche i propri cari. Diverse misure adottate come il confinamento sono risultate utili per rallentare l'evoluzione della malattia in termini di numero di nuovi contagi, permettendo anche a molti paesi di prevenire il collasso del sistema sanitario (Carlos III Health Institute, 2020) (vedi Figura 10).

Per esemplificare questa realtà vissuta dagli operatori sanitari nella lotta contro le conseguenze del COVID-19, di seguito trascrivo un documento inestimabile dal mio punto di vista, dal momento che è la testimonianza diretta di un professionista che "ha combattuto in questa guerra", per usare le sue parole, e che ha annotato giorno per giorno il modo in cui gli operatori sanitari hanno dovuto affrontare questa pandemia.

Un testo scritto da Juan Abarca Cidon, dottore in Medicina e Chirurgia presso l'Università di San Pablo-CEU, che attualmente ricopre il ruolo di direttore degli ospedali HM, oltre ad essere il presidente della Fondazione IDIS (Institute for Development and Integration of Health) e vice presidente dell'Associazione spagnola di diritto sanitario. Inoltre egli che è stato anche membro della commissione permanente del Consiglio consultivo del Ministero della salute per sette anni.

Pertanto, giorno per giorno ha postato e condiviso questa esperienza attraverso i social network per pubblicizzare la realtà della lotta degli operatori sanitari attraverso la sua esperienza diretta..

Un documento che condivido con l'autorizzazione dell'autore e che riflette l'evoluzione della pandemia e i suoi effetti sia sui pazienti che tra gli operatori sanitari.

Qui di seguito alcuni estratti di questi post che giudico i più rappresentativi e ordinati per data, così come li ha postatii il dottor Juan Cidon (Abarca Cidon, 2020g, 2020c, 2020j, 2020l, 2020k, 2020b, 2020m, 2020a, 2020i, 2020d, 2020h, 2020e, 2020f)

Foto 11 LinkedIn Rapporto di guerra contro il coronavirus in HM a Madrid 11 marzo del 2020

Foto 12 LinkedIn Rapporto di guerra contro il coronavirus en HM Ospedali 12 marzo

Foto 13 LinkedIn Buongiorno nel giorno di domenica 15 marzo

Foto 14 LinkedIn Un giorno di guerra contro il CV in HM. Probabilmente il giorno 17-03....

Foto 15 LinkedIn Buongiorno. Continuiamo il rapporto di guerra contro il CV in HM Ospedali

Foto 16 LinkedIn Rapporto di guerra contro il CV di lunedì 23-03

Foto 17 LinkedIn Rapporto di guerra contro il CV del 25 marzo in HM Ospedali

Foto 18 LinkedIn Rapporto di guerra contro il CV del 27-03

Foto 19 LinkedIn Rapporto di guerra contro il CV da HM Ospedali del 1-0

Foto 20 LinkedIn Rapporto di guerra contro il CV del 07-04 in HM Ospedali

Foto 21 LinkedIn Rapporto di guerra contro il CV in HM Ospedali del 12-04

Foto 22 LinkedIn Rapporto di guerra da HM Ospedali contro il CV del 13-04

Foto 23 LinkedIn Rapporto di guerra contro il CV in HM Ospedali del 16-04

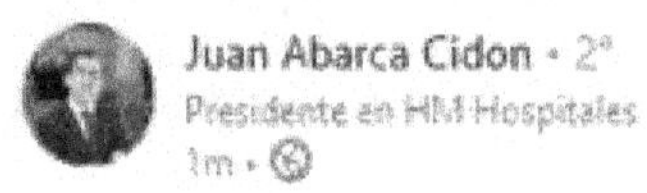

Juan Abarca Cidon · 2°
Presidente en HM Hospitales
1m · 🌐

Parte de guerra contra el coronavirus en HM en Madrid a dia 11 de marzo del 2020.
Ingresados confirmados 25 pacientes. 3 en UCI. mas de 30 pacientes pendientes de
confirmacion. Decenas de urgencias con síntomas compatibles. Empieza a disminuir
la actividad programada de consultas y pruebas diagnosticas y empezamos a
redistribuir cirugias programadas para hacer sitio para lo que esta por venir.
Profesionales aislados mas de 20.
Existe riesgo de falta de suministro de determinados productos fungibles para la
proteccion de los trabajadores.
El personal de HM increible... su disposicion y actitud. Lo que haga falta. Ahora es
cuando se nota y se percibe lo que vale nuestra profesion porque lo primero es el
paciente y la gente esta asustada..
Hay que tomarse esto en serio y ser cuidadosos con los contactos y restrictivos con
las medidas.
Seguimos...

Vedi traduzione

1.098 · 61 commenti

Foto 11 LinkedIn   Rapporto di guerra contro il coronavirus in HM di Madrid il giorno 11 marzo del 2020

Traduzione: *Ingresso confermato di 25 pazienti, 3 in Terapia Intensiva, altri 30 da confermare. Decine di urgenze con sintomi compatibili. Cominciano a diminuire le attiva programmatiche e i test diagnostici e riprogrammiamo gli interventi chirurgici per fare spazio ai malati che stanno per arrivare.*

Professionale ausiliario massimo 20. C'è il rischio che saremo costretti ad approvvigionarci di materiale protettivo per il personale sanitario. Ma il personale intero...è meraviglioso...la sua professionalità e capacità...Serve qualsiasi cosa. Sono proprio questi momenti in cui ci rendiamo conto dell'importanza del nostro lavoro, perché per primo viene il paziente e la gente che è atterrita. Bisogna fare attenzione ed essere scrupolosi con le misure restrittive. Andiamo.

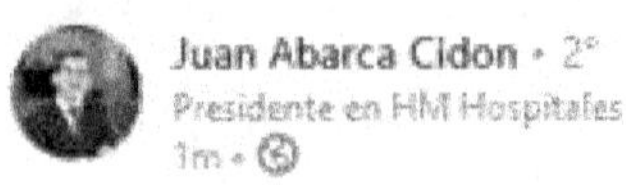

Juan Abarca Cidon · 2°
Presidente en HM Hospitales
1m · 🌐

Parte de guerra contra el coronavirus en HM hospitales del dia 12 de marzo..
Nos hemos acostado en Madrid con 38 casos ingresados positivos, 4 de ellos graves, y unas cuantas decenas de casos pendientes de confirmar. La actividad ambulante ha bajado a la mitad y, tanto nosotros como otros grupos hospitalarios, hemos empezado a disminuir la actividad quirugica programada y a reconducir cirugias para dejar espacio a mas enfermos (quien dijo que priorizabamos el dinero?)
Seguimos con problemas preocupantes de material fungible para la proteccion del personal que estamos en vias de solucionar con la Comunidad de Madrid. Por cierto y mas alla de ideologia, chapeau a la Consejeria por su coordinacion y liderazgo para la que esta cayendo.
Ayer hemos comprado 15 respiradores para mas pacientes graves.
En otros territorios se sigue haciendo cargo salud publica y los servicios publicos pero se empieza a notar la presion y sera cuestion de dias que nos necesiten. Aqui estamos.
Nuestros profesionales trabajando a destajo con una actitud admirable por que lo mas importante es ayudar a nuestra gente. Somos unos grandes afortunados de poder ayudar asi.
No hay que asustarse pero si ser prudentes y hacer caso a las recomendaciones. Esta viniendo todo de golpe.
Seguimos

Vedi traduzione

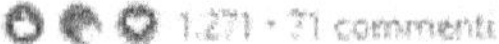

❤️ 👏 👍 1.271 · 71 commenti

Foto 12 LinkedIn Rapporto di guerra contro il CV negli Ospedali HM 12 marzo.

Traduzione: *Siamo andati a letto a Madrid con 38 casi risultati positivi, 4 in gravi condizioni e qualche dozzina ancora da confermare. L'attività ambulante si è ridotta della metà tra noi quanto tra gli altri gruppi ospedalieri, siamo stati costretti a ridurre anche gli interventi chirurgici già programmati per fare spazio ai nuovi ammalati (chi ha detto che diamo la priorità al* *denaro?) Siamo molto preoccupati per il materiale sanitario di protezione per il personale che abbiamo per la cui soluzione siamo in contatto con la Comunità di Madrid. Al di là della ideologia un plauso al Counseling per la sua capacità di coordinazione e di guida per tutto ciò che sta accadendo. Abbiamo comprato 15 respiratori per i malati più gravi. Negli altri territori continua a farsi carico la Sanità Pubblica e i Servizi Pubblici, ma la pressione continua a salire e di sicuro nei prossimi giorni ci sarà bisogno del nostro aiuto. Siamo pronti. Il nostro personale specializzato si sta adoperando con encomiabile impegno poiché è per noi molto importante prenderci cura della nostra gente.*

Siamo dei privilegiati se potremo essere d'aiuto. Non abbiamo paura ma bisogna andarci cauti e seguire tutte le raccomandazioni. Ci sta crollando il mondo addosso.

Andiamo.

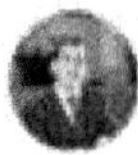

Juan Abarca Cidon · 2°
Presidente en HM Hospitales
1m ·

Buenos dias del domingo 15 de marzo. Ayer acabamos en HM, en Madrid, con mas de 80 pacientes ingresados bajo cobertura de las aseguradoras, varios muy malitos, y varias decenas de pacientes pendientes de confirmacion. Seguimos pendientes, que el sector publico, cuando quiera nos traslade pacientes si lo necesita. 100% dispuestos.

Fuera de Madrid, empiezan a llegar los primeros pacientes. Igual de dispuestos para lo que sea necesario.

Muchas gracias por vuestros mensajes de apoyo que son para nuestra trabajador@s que, sin perder las ganas ni la sonrisa, conscientes de la gravedad de la situacion siguen al pide del cañon, moviendose entre hospitales, reforzando turnos o haciendo lo que se necesite. Asi se lo traslado.

Creo que todos vamos tomando la medida a lo que esta ocurriendo y que hay que tomarse muy en serio impedir que el virus se propague mas. El 85% de la gente no lo va a notar pero, es muy contagioso y eso hace que venga "todo" de golpe.

Seguimos adaptando nuestras instalaciones para acoger el peor es escenario posible. Y seguimos pidiendo, estamos todos igual en esto, que nos suministren equipos de proteccion... que los saquen de donde sea...

Gracias.... seguimos... esto pasara seguro. Hay que estar tranquilos.

Vedi traduzione

3.659 · 204 commenti

Foto 13 LinkedIn Buongiorno di domenica 15 marzo

Traduzione: *Il Buongiorno di domenica 15 marzo. La giornata di ieri in HM a Madrid è terminata con l'ingresso di altri 80 pazienti in modalità di sicurezza, e molti stavano davvero male. Rimaniamo in attesa di eventuali altri pazienti, disposti ad accoglierli al 100%.*

Cominciano ad arrivare a Madrid anche pazienti della periferia. Se ce ne sarà bisogno, siamo disposti ad accogliere anche quelli. Molte grazie per i vostri messaggi di supporto per il nostro personale che, senza perdere la forza e il sorriso, consapevoli della gravità della situazione si danno da fare nell'ospedale allungando il turno e facendo tutto ciò che è necessario. Quindi li giro a loro.

Credo che tutti noi stiamo lavorando al massimo delle nostre possibilità e combattendo affinché il contagio non si diffonda. Tuttavia, l'85% della gente non capisce che il virus è molto contagioso e ti prende all'improvviso. Continuiamo adattando le nostre installazioni pronti al peggiore scenario possibile. E continuiamo a chiedere, perché le cose non sono cambiate, che ci forniscano il materiale di protezione...che li tirino fuori da dove gli pare.

Grazie...andiamo avanti...alla fine tutto passerà, state tranquilli.

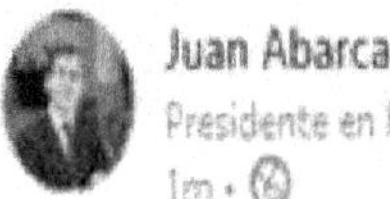

Juan Abarca Cidon · 2°
Presidente en HM Hospitales
1m ·

Un dia mas en la guerra contra el CV en HM. Posiblemente, hoy dia 17-03, sera el mejor dia de los proximos que vayan a venir porque esto se complica cada vez mas. En Madrid ayer 110 positivos. 17 de ellos en UCI y casi 60 pendientes de confirmacion. Han empezado a mandar pacientes a la UCI desde los centros publicos. Estamos haciendo boxes de Uci en diversos hospitales para lo que va a venir. Todo el personal totalmente volcado con los pacientes y sus familiares... es muy emocionante la verdad. Seguimos racionando el material de proteccion de los trabajadores.
Fuera de Madrid tambien empieza el movimiento. En HM Delfos ayer 14 pacientes sospechosos y en Galicia y Leon empiezan a llegar tambien pacientea.
Toda la actividad programada esta detenida desde hace dias, pero si necesitais algo urgente desde el punto de asistencial, por supuesto seguimos a vuestra disposicion (https://lnkd.in/gEK2QTr). Es importante no ponerse malo de otras cosas, por favor, y esto va a durar mas de 15 dias ... ya os lo garantizo.
Quedate en casa.. sera la unica forma de poder contener la demanda... y muchas gracias por vuestro apoyo. Entre todos saldremos de esta mucho mas reforzados.

Vedi traduzione

1.186 · 89 commenti

Foto 14 LinkedIn Un altro giorno di guerra contro il CV in HM. Probabilmente oggi, giorno 17-03...

Traduzione: Probabilmente oggi, giorno 17 marzo, sarà uno dei giorni migliori rispetto a quelli a venire, perché le cose si stanno ulteriormente complicando.

A Madrid ci sono 110 positivi, di cui 17 in Terapia Intensiva e altri 60 ancora da verificare. Stiamo attrezzando i reparti appositi in vari ospedali per i pazienti che verranno. Tutto il personale è assolutamente dedito ai malati e alle loro famiglie...e questo in verità è molto commovente. Si continua razionando il materiale protettivo per il personale. Fuori Madrid c'è un gran fermento. Nell'Ospedale Delfos ci sono 14 pazienti sospetti e in Galizia e a Leon ne stanno arrivando altri.

Tutta l'attività programmatica ha subito un arresto, ma è chiaro che in caso di urgenza siamo a vostra disposizione. (http://Ink.in/gEK2QTr). E' importante non peggiorare le cose, per favore. Tutto ciò non durerà che 15 giorni...ve lo assicuro.

Rimanete a casa...questo è l'unico modo per contenere il contagio...e molte grazie per il vostro sostegno. Da questa esperienza usciremo tutti più forti.

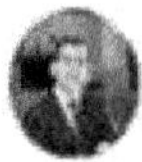

Juan Abarca Cidon · 2°
Presidente en HM Hospitales
1m ·

Buenos dias. Seguimos con nuestras cronicas de la guerra contra el CV en HM hospitales.

Hoy es 18 de marzo y ayer ha empezado la explosion de casos que no sabemos hasta donde nos llevara. En Madrid ayer ya teniamos mas de 160 pacientes positivos. 25 de ellos malitos en la UCI y ya hemos empezado a acoger pacientes de la Sanidad publica. El gran problema de esta epidemia, ademas de su alta contagiosidad, es que los pacientes de la UCI estan ingresados 2-3 semanas y a ritmos de 50/100/150 nuevos al dia no hay posibilidad de asistirlos a todos por la larga estancia que necesitan. Por nuestra parte, para de este fin de semana, habremos improvisado 60 puestos nuevos de UCI... ahora tenemos el problema de que nos faltan respiradores y enfermeras para dotarlos... pero seguro que se nos ocurre algo... lo que seguimos muy escasos es de materiales de proteccion para el personal... parece increible pero asi estamos..

HM delfos en Barcelona y nuestros centros en Galicia ya han empezado a acoger pacientes. En el resto de España van con 10 dias de retraso y espero que aplicar medidas a tiempo sea suficiente para no llegar a Madrid.

Muchas gracias por vuestros mensajes de apoyo que traslado a todo el personal que esta, simplemente, a lo que sea necesario hacer.

Todo ira bien....

Vedi traduzione

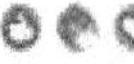 3.042 · 324 commenti

Foto 15 LinkedIn Buongiorno. Proseguiamo il nostro rapporto di guerra contro il CV negli Ospedal HM

Traduzione: Oggi, 18 marzo, stiamo assistendo ad un'esplosione di casi che non sappiamo come andrà a finire. A Madrid ci sono 160 casi positivi, di cui 25 in Terapia Intensiva e abbiamo cominciato ad accogliere pazienti della Sanità Pubblica L'enorme proble4ma di questa epidemia, a parte l'alta contagiosità, è che nelle ultime settimane i pazienti entrano in Terapia Intensiva al ritmo di 50/100/150 al giorno e non abbiamo la possibilità di assisterli così come si dovrebbe.

Per quanto ci riguarda, questa settimana abbiamo attrezzato 60 nuovi posti letto in Terapia Intensiva…ma abbiamo ancora il problema che mancano i respiratori e il personale specialistico…ma cercheremo di risolvere anche questo…anche se continuiamo a non disporre di sufficiente materiale protettivo per il personale…sembra assurdo, ma è così. Negli Ospedali Delfos e a Barcellona e nei nostri centri in Galizia hanno cominciato ad accogliere malati. Nel resto della Spagna il virus marcia in ritardo di 10 giorni e mi auguro che le misure restrittive adottate siano sufficienti per impedire che il contagio arrivi a Madrid. Molte Grazie per i vostri messaggi di sostegno che giro a tutto il personale che sta facendo, semplicemente, tutto quello che può.

Andrà tutto bene.

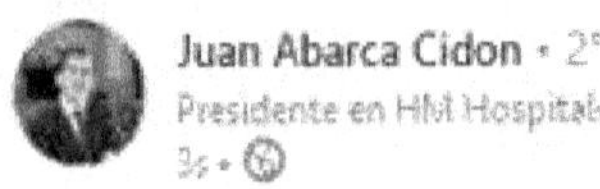

Juan Abarca Cidon · 2°
Presidente en HM Hospitales
3s · ⊙

Parte de guerra contra el CV del lunes 23-03
Tras un fin de semana terrible, afrontamos el lunes con preocupacion e inquietud con lo que esta por venir. Estamos con mas del 100% de ocupacion en Madrid con 376 pacientes Covid+, 52 en la UCI y 176 pendientes de confirmar. Seguimos doblando camas y nuestro departamento de mantenimeinto se las ingenia para improvisar sistemas para duplicar mas instalaciones de gases en las habitaciones con restos de piezas por falta de suministro para aumentar la disponibilidad. Hemos tenido 26 victorias ayer y 8 bajas.
En HM Delfos ya estamos con 60 pacientes positivos en UCI y en el resto de territorios seguimos estables.
Seguimos pendientes de la llegada de respiradores y personal en toda la CAM. Los pacientes que ingresen en unos dias ya estan contagiados hoy y su desenlace dependera, simplemente, de los medios de que dispongamos. Cuantos mas tengamos, mas salvaremos y al contrario. Habria que hacer un recuento de recursos a nivel nacional y ponerlos a disposicion donde se necesitaran en cada momento. Hay que centralizar la gestion de la crisis. Madrid y Barcelona estan al limite. Mientras tanto seguimos peleando ... con lo que tengamos. Sin descanso. Gracias a todos por estar ahi...

Vedi traduzione

⊙ ⊙ ⊙ 3.936 · 258 commenti

Foto 16. LinkedIn Rapporto di guerra contro il CV lunedì 23 marzo

Traduzione*: Dopo un fine settimana terribile, affrontiamo il lunedì con ansia e preoccupazione per ciò che potrà succedere. Siamo oberati di lavoro al 100% a Madrid con 376 pazienti Covid positivi, di cui 52 In Terapia Intensiva e 176 in attesa di verifica. Continuiamo a stringere i letti e il nostro Dipartimento di Manutenzione si sta scervellando per raddoppiare le installazioni di* *ossigeno con pezzi di ricambio per aumentare la disponibilità.*

Per ora abbiamo ottenuto 26 vittorie e 8 sconfitte. Nell'Ospedale Delfos attualmente ci sono 60 pazienti positivi mentre i ricoverati in Terapia Intensiva sul resto del territorio sono stabili. Restiamo in attesa dei respiratori e del personale in tutta la CAM. I pazienti che sono stati ricoverati positivi oggi sono già contagiati e si salveranno semplicemente in base ai mezzi di cui disponiamo. Più abbiamo più risparmieremo e viceversa. Le risorse dovrebbero essere conteggiate a livello nazionale e rese disponibili in ogni momento dove servono. E' necessario centralizzare la gestione dell'emergenza. Madrid e Barcellona sono già al limite. Nel frattempo continuiamo a combattere...con i mezzi a nostra disposizione. Senza requie. Grazia a tutti per esserci.

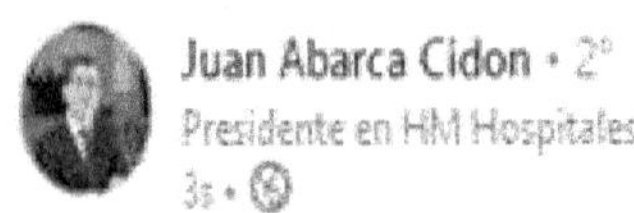

Juan Abarca Cidon · 2°
Presidente en HM Hospitales
3s · 🌐

Parte de guerra contra el CV del 25 de marzo en HM hospitales

Un dia menos. Entramos en la parte mas dura de la guerra. Las bajas ya son a centenares pero empezamos a sumar muchas victorias individuales. Ayer en Madrid 40 victorias y ya llevamos 19 en HM Delfos en Barcelona. Emepezamos a cercar al enemigo!!.

En Madrid acabamos ayer con 428 pacientes positivos, 59 en UCI y 206 pendientes. Ya hemos estirado nuestra capacidad de hospitalizacion en mas de un 20% y seguimos aumentando. Hemos tenido 9 bajas ayer.

En Barcelona ya 97 pacientes positivos, 12 en la UCI y en total 6 bajas acumuladas. En Galicia 13 pacientes positivos.

Tenemos 234 trabajadores en aislamiento por el coronavirus pero seguimos encontrando nuevos valientes que se incorporan a la batalla. Ya hemos contratado mas de 150 profesionales sanitarios.

Los dias son eternos, el espectaculo en las UCIS es muy complicado, pero seguimos avanzando para salvar a todos los que podamos. Solo importa eso... salvar a los maximos que podamos.

Empezamos a recibir refuerzos de otras CCAA - todos a una!!- y esto nos dara mas recursos para seguir aguantando el empuje del virus. Y conseguir la victoria total.

Gracias por vuestros mensajes de apoyo, por vuestro aliento para seguir y no desfallecer, desde casa, en ningun momento.

Vedi traduzione

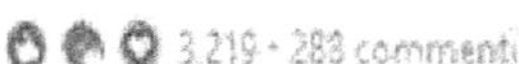
3.219 · 283 commenti

Foto 17 LinkedIn Rapporto di guerra contro il CV il 25 marzo in HM Hospital

Traduzione: *Un giorno in meno. Entriamo nella fase più difficile della guerra. Si contano ormai centinaia di sconfitte, ma anche molte vittorie personali. A Madrid ne*

abbiamo ottenuto 40 e negli Ospedali Delfos e a Barcellona 19. Andiamo a scovare il nemico! A Barcellona ci sono già 97 positivi, 59 in Terapia Intensiva e 206 da accertare. Abbiamo aumentato la nostra capacità di ricovero del 20% e continuiamo ad ampliare. Ieri abbiamo avuto nove decessi.

Barcellona conta 97 positivi, di cui 12 in Terapia Intensiva e 6 decessi. In Galizia i positivi sono 13. Abbiamo 234 operatori in isolamento per il coronavirus ma si continua grazie alle nuove leve che si uniscono a noi nella battaglia. Abbiamo fatto circa 150 nuovi contratti ad altrettanti operatori sanitari. Le giornate non finiscono mai e la gestione dei padiglioni dedicati è molto complicata, ma andiamo avanti per salvare tutti quelli che possiamo. E' solo questo che conta...salvare quante più vite possibile.

Abbiamo cominciato a ricevere supporti dalle altre Comunità Autonome – tutti per uno!!- e questo ci darà la forza di resistere all'avanzata del virus. E conseguire la vittoria totale. Grazie per i vostri messaggi di supporto, per il vostro incoraggiamento ad andare avanti e combattere, per il vostro stimolo da casa a continuare e non desistere, mai.

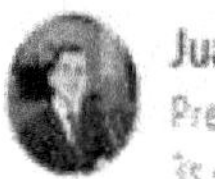

Juan Abarca Cidon · 2ª
Presidente en HM Hospitales
3s ·

Parte de guerra contra el CV del 27-03

Un dia menos. Quedan muchos dias, muchas batallas, pero empiezo a ver una luz en el fondo. Cada vez sabemos mas del comportamiento del virus y a pesar de su empuje y del crecimiento en el numero de contagiados y de enfermos, vamos adaptandonos y absorbiendo la demanda de enfermos.
En Madrid acabamos ayer con 578 pacientes positivos, 76 graves en la UCI. Tuvimos 55 victorias y 13 bajas. En Barcelona, HM Delfos, tenemos 99 pacientes, 12 muy malitos en la UCI. Galicia y Leon se mantienen contenidas.
Quiero dedicar unas palabras de aliento a los familiares, en general, que han perdido a un ser querido y, en particular, a los sanitarios que los han sufrido y siguen luchando. Su dolor revertira en un mayor empeño en destruir al virus para todos pero su esfuerzo es ... sobrehumano.
Y a los que estais en casa, no penseis que no ayudais... lo haceis muchisimo estando ahi, apoyando a nuestros heroes con vuestros mensajes y contribuyendo a que no se extienda la enfermedad con vuestro confinamiento.. Somos uno solo!!
La lucha es encarnizada pero le vamos cogiendo la medida y eso llevara a la victoria absoluta ... como no puede ser de otra forma... el virus es solo maldad.. no aporta nada..
Seguimos... hasta el final... sin desfallecer...

Vedi traduzione

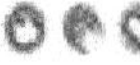 2.297 · 145 commenti

Foto 18 LinkedIn. Rapporto di guerra contro il CV del 27 marzo

Traduzione: *Un giorno in meno. Ci saranno molti altri giorni, molte altre battaglie, ma comincio ad intravedere una luce in fondo al tunnel. A mano a mano che veniamo a conoscenza del comportamento del virus e nonostante la sua*

aggressività e l'alto numero di contagi, ci stiamo adattando e riusciamo ad assorbire la domanda di ricoveri. A Madrid ci sono 578 positivi, di cui 76 gravi in Terapia Intensiva. Abbiamo ottenuto 55 vittorie e 13 sconfitte. A Barcellona l'Ospedale Delfos ha 99 pazienti, 12 molto gravi in Terapia Intensiva. La Galizia e Leon sono per ora stabili.

Voglio spendere una parola di conforto per tutte le famiglie degli ammalati in generale, ma in particolare per quelle che hanno perso un loro caro e, ancora, a quegli operatori che stanno soffrendo e che continuano a combattere. Il loro dolore si trasformerà in una spinta in più a distruggere il virus nell'interesse del bene di tutti ma i loro sforzi sono…sovrumani! E a quelli che sono confinati in casa, non pensiate di non essere utili…anzi lo siete ancora di più rimanendo lì, incoraggiando i nostri eroi. coi vostri messaggi di sostegno e contribuendo affinché il contagio non si diffonda con il vostro isolamento. Noi siamo una cosa sola! La lotta è feroce ma ci stiamo tutti adoperando affinché si arrivi alla vittoria assoluta…e non potrà essere altrimenti… Questo virus è male puro, non conta nient'altro. Andremo avanti…fino alla fine…fino allo svenimento.

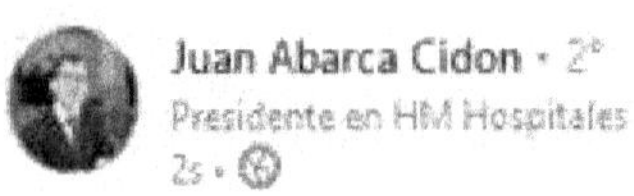

Juan Abarca Cidon · 2°
Presidente en HM Hospitales
2s ·

Parte de guerra contra el CV de HM Hospitales del 1-04

Un dia menos para que acabe esta pesadilla y despertemos... Los dias son eternos. Entramos en el pico mas dificil y al dolor y la profunda pena por los martires del virus y sus familiares lo inunda todo. Todos tenemos amigos o familiares que han caido o estan enfermos.

En HM Hospitales tenemos mas de 400 trabajadores aislados o enfermos por tratar de hacer su trabajo y aun asi veo como siguen enfrentandose al virus con toda la ilusion y la voluntad de quien sabe que los pacientes estan solos y no tienen otra solucion. Tras varias semanas trabajan de forma mucho mas ordenada. Mucho mejor. Todo depende de ellos. Hemos podido conseguir Epis buscando debajo de las piedras, porque son lo mas importante.

En HM hospitales seguimos con casi 900 pacientes ingresados. 110 pacientes en UCI muy malitos y casi 100 en las plantas con reservorios (sistemas para ayudar la oxigenacion). Ya llevamos casi 600 victorias individuales que descansan en casa pero 150 bajas porque no es como una gripe. Es un virus asesino y cruel.

Seguimos viendo la luz de la victoria, pero quedan unos dias horribles y nuestra única preocupación es salvar a todos los que podamos... como una obsesion. Seguimos a tope!! Desde la trinchera o ... desde casa. Abrazos

Vedi traduzione

2.382 · 183 commenti

Foto 19 LinkedIn Rapporto di guerra contro il CV da HM Ospedale il giorno 1 aprile

Traduzione: Un giorno in meno affinché finisca questo incubo e possiamo svegliarci. I giorni sono eterni. Siamo entrati nella fase più difficile del virus e il dolore e il tormento per i martiri del contagio e delle loro famiglie la riempie tutta. Tutti noi abbiamo qualche caro o qualche amico che si è ammalto o è morto. Negli Ospedale HM ci sono 400 operatori sanitari in isolamento o malati perché si sono adoperati contro il virus e li vedo ancora come si pongono di fronte al virus con tutta la speranza e la forza di volontà di chi è consapevole che i loro pazienti sono soli e neon c'è altra soluzione. Dopo varie settimane dallo scoppio del contagio ora lavorano con maggior capacità di controllo. Molto meglio. E' tutto nelle loro mani. Siamo riusciti ad ottenere l'EPIS (Epidemic Intelligence Information System) scavando sotto le pietre, perché loro sono la cosa più importante.

Negli Ospedali HM si continua con 900 pazienti in nuovi ricoveri, 110 in Terapia Intensiva in gravi condizioni e 100 nei padiglioni riservati (dove sono a disposizione dei macchinari in grado di aiutarli a respirare). Abbiamo già ottenuto 600 vittorie individuali che ora sono tornati a casa ma anche 150 sconfitte, perché questa non è come un' influenza. E' un virus assassino e crudele. Andiamo avanti scorgendo la luce della vittoria, ma davanti a noi ci sono ancora giorni terribili e la nostra unica preoccupazione è salvare quanta più gente possibile...come un'ossessione. Continuiamo! Dalla trincea o... da casa. Abbracci.

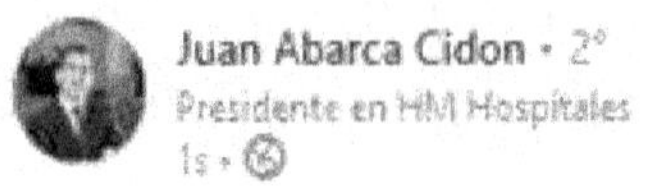

Juan Abarca Cidon · 2°
Presidente en HM Hospitales
1s ·

Parte de guerra contra el CV del 07-04 en HM Hospitales.

Todavia nos quedan 2-3 semanas de lucha muy dura por parte de nuestros sanitarios para salvar a todos los que podamos, pero por la disciplina que tienen nuestros conciudadanos para mantener su confinamiento, al final lo mas importante para frenar la extension de la enfermedad, el virus esta siendo derrotado.

A pesar de su agresividad, de todos los problemas de planificacion y la falta de recursos, hemos sido capaces de dominarlo en apenas 4 semanas!!. Ha habido demasiadas bajas, a ninguno le tocaba ahora.

Eso si, esta vencido pero no muerto y volvera con mas o menos fuerza en funcion de como se escale la apertura del confinamiento. Ahora estamos mucho mas preparados, pero no seria posible salir indemne de otro ataque de las mismas proporciones. Por eso es fundamental acertar en esa apertura.

En HM Hospitales seguimos con mas de 100 pacientes en UCI y hemos tenido otras 75 victorias individuales y una quincena de bajas ayer.

Ya estamos cerca de la victoria total!!. La victoria es de todos porque todos se estan batiendo como leones, unos en las vanguardia y otros en la retarguardia, y esto nos tiene que hacer sentir muy orgullosos de lo que podemos ser como sociedad.

Seguimos a tope!

Ya quedan pocos partes y un dia menos.

Vedi traduzione

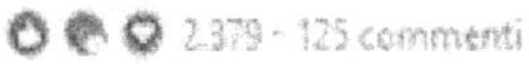

2.379 · 125 commenti

Foto 20 LinkedIn Rapporto di guerra contro il CV del 4 aprile da HM Ospedali

Traduzione: *Ci aspettano ancora 2-3 settimane di terribile lotta da parte dei nostri operatori sanitari per salvare quanta più gente possibile, tuttavia la disciplina che stanno palesando i nostri concittadini nel rispettare le disposizioni di isolamento, l'unica cosa per fermare il contagio, alla fine ci porterà a sconfiggerlo. Nonostante la* *sua aggressività e i numerosi problemi di gestione, siamo stati in grado di controllarlo in quattro settimane! Ci sono stati molti morti, ma nessuno nelle ultime ore.*

Sì il virus è sconfitto ma non è morto, e tornerà, con maggiore o minore aggressività a seconda se si saranno rispettate o meno le disposizioni di isolamento. Ora siamo più pronti, ma non credo che potremo gestire un secondo attacco delle stesse proporzioni. Ecco perché rispettare l'isolamento è fondamentale. Negli Ospedali HM si continua con 100 pazienti in Terapia Intensiva, ma anche con 75 vittorie individuali più una quindicina di sconfitte. Ma dobbiamo ottenere la vittoria finale! Una vittoria che apparterrà all'intera comunità, perché tutti stiamo lottando, chi in trincea e chi nelle retro-linee e ciò ci deve riempire d'orgoglio per ciò che possiamo ottenere come società.

Andiamo avanti! Ancora poco e un giorno in meno!

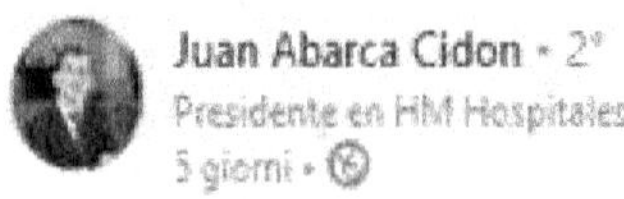

Juan Abarca Cidon · 2°
Presidente en HM Hospitales
5 giorni ·

Parte de guerra contra el CV en HM hospitales del 12-04

Esta fase de la guerra se esta, definitivamente, ganando. Hemos tenido miles de bajas y muchos sanitarios enfermos y algunos fallecidos. Pero esta claro que tras el confinamiento el virus esta derrotado.

Tambien esta claro, primero, que no esta vencido y seguro que tratara de rebrotar y en funcion de como se haga la apertura del confinamiento lo hara con mas o menos fuerza y, segundo, que vamos a tener que convivir con el durante mucho tiempo. Y eso es otra guerra que no podemos perder; la del miedo que nos impida ponernos en marcha de forma responsable. No dejes de ir al medico si te encuentras mal. Hay victimas colaterales.

Quedan todavia muchas bajas, demasiadas, pero tambien muchos pacientes por los que pelereamos como si fuera nuestro padre o nuestro hermano. Nuestro personal seguira dandolo todo. Como siempre ha hecho.

En HM Hospitales seguimos peleando por salvar a todos los posibles y vamos aliviando nuestra presion asistencial tanto en la planta como en las UCIs.

Quiero que sepais que sin vuestra disciplina en casa, por muchos esfuerzos que hubieramos hecho en primera linea, la derrota no hubiera sido posible. Sois los verdaderos causantes de la victoria. Gracias de verdad.

Seguimos. Un dia menos. Vamos a ganar!

Vedi traduzione

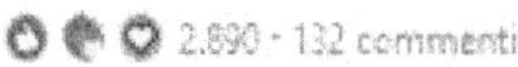

2.890 · 132 commenti

Foto 21 LinkedIn Rapporto di guerra contro il CV dagli Ospedali HM del 12 aprile

Traduzione: *Questa fase di guerra è ormai definitivamente superata. Abbiamo avuto molte sconfitte e molti operatori sanitari si sono ammalati e alcuni sono morti. Tuttavia è chiaro che, grazie all'isolamento, il virus per ora è sconfitto. E' anche lampante che non è morto e che*

presto tornerà e che, a seconda di come si sarà mantenuto o meno l'isolamento, sarà più o meno aggressivo; inoltre è sicuro che dovremo conviverci per del tempo. E questa è un'altra guerra che non possiamo perdere: quella della paura che ci impedisce di agire con responsabilità. Non bisogna smettere di andare dal medico se ci si sente male. Ci saranno vittime collaterali. Ci sono ancora molte vittime, troppe, ma non smettiamo di combattere per i nostri pazienti come faremmo con un padre o un nostro fratello. Il nostro personale continuerà a impegnarsi al massimo. Come sempre. Negli Ospedali HM si continua a lavorare per salvare quanta più gente possibile ma ormai siamo in grado di alleggerire la pressione nei reparti di Terapia Intensiva e nei Padiglioni dedicati.

Grazie a tutti voi che siete rimasti a casa: senza di voi, malgrado tutti i nostri sforzi, non importa quanto avremmo combattuto, ma non ce l'avremmo fatta. E' grazie a voi che abbiamo vinto. Grazie davvero.

Si va avanti. Un giorno in meno. Ma vinceremo!

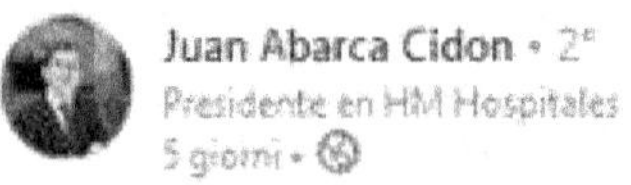

Juan Abarca Cidon • 2°
Presidente en HM Hospitales
5 giorni •

Parte de guerra de HM Hospitales contra el CV del 13-04

Cuando al inicio hablaba de guerra era por las consecuencias humanas y económicas que creia iba a tener el enfrentamiento con el virus. Desgraciadamente así ha sido. Esta primera fase, la hemos ganado porque el virus, por el confinamiento, se ha replegado. Pero ha habido una ingente cantidad de víctimas, entre enfermos y bajas. Entramos en una segunda fase de la guerra. El virus no esta vencido, esta agazapado y va a aprovechar cualquier error en la planificación de la apertura para volver con toda la maldad. Hay que prepararse.

En HM Hospitales, ojalá nos equivoquemos, vamos a prepararnos para el caso de que se dé el peor escenario y salvar a los máximos que podamos. Es nuestra obligación. Hay que adquirir Epis y dar el descanso al personal que podamos.

No soy nadie para dar consejos a los demás, pero permitidme 4 ideas para esta fase de puesta en marcha de la actividad.

- Salid siempre con mascarilla. Si no tienes, no salgas. Así de simple.
- Si puedes teletrabajar, hazlo. Sal lo imprescindible todavía.
- Evita el transporte publico
- Los test de inmunidad garantizan que has pasado la enfermedad pero NO que seas inmune. No bajes la guardia.

Seguimos peleando, pero ahora toca planificar y pensar.

Gracias. Un dia menos.

Vedi traduzione

1.606 · 95 commenti

Foto 22. LinkedIn Rapporto di guerra contro il CV del 13 aprile

Traduzione: *Quando all'inizio ho parlato di guerra era a causa delle conseguenze sociali ed economiche che ero convinto avremmo dovuto affrontare in seguito al virus. E purtroppo è così. Questa è solo la prima fase. Abbiamo vinto perché, grazie all'isolamento, il virus si è ritirato ma non è morto. E c'è stato un numero enorme di vittime e di malati.*

Stiamo per entrare in una seconda fase di guerra. IL virus si sta preparando e approfitterà di qualsiasi nostro errore nella gestione del distanziamento sociale per tornare con tutta la sua aggressività. Dobbiamo entrare in questo ordine di idee... Negli Ospedali HM, sperando di sbagliarci, ci stiamo preparando al peggio e cerchiamo di razionare le risorse. Dobbiamo acquisire l'EPIS e offrire al personale tutto ciò che possiamo. Non mi sento in grado di pontificare ma posso darvi quattro consigli che reputo utili per un buon distanziamento sociale:

a)Esci sempre con la mascherina. Se non ce l'hai non uscire, semplice. b) Se puoi lavorare online, fallo. Esci per lavorare solo se indispensabile. C) Evita i mezzi pubblici. d) I tamponi ti informano che hai preso la malattia e che l'hai superata, NON che sei immune, quindi non abbassare la guardia.

Si continua a lottare ma questo è il momento anche di pianificare e pensare. Grazie. Un giorno in meno.

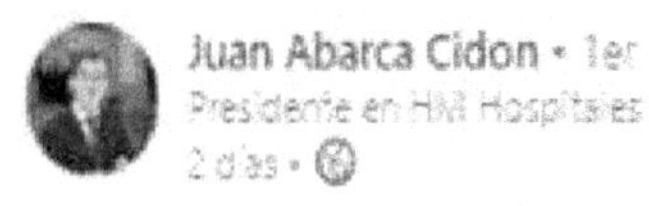

Juan Abarca Cidon · 1er
Presidente en HM Hospitales
2 días · 🌐

Parte de guerra contra el CV en HM Hospitales del 16-04

Ya lo tenemos todos claro. Objetivo CV 0/0. 0ingresos/0bajas. No paramos hasta conseguirlo.
Seguimos un dia mas en esta falsa "luna de miel". A pesar del repliegue del virus, el numero de bajas diarias es espeluznante. Tragedias individuales que parten por la mitad familias enteras. No nos dejemos engañar. No hay que fiarse.
La presion asistencial sigue bajando y se empieza a detectar en el personal que la situacion les ha llevado al limite y se derrumban por el stress acumulado. Ayer hable con algun@s que se echaban a llorar, rot@s por el agotamiento. Content@s por la mejoria de la situacion y porque los pacientes cada vez son menos, van despertando y saliendo pero a costa de una tension y un esfuerzo que les costara superar. Hemos puesto en marcha un servicio de atencion al personal con nuestros psicologos y psiquiatras que les ayuden a reponerse para lo que pueda venir. Han hecho un trabajo increible de verdad.
En HM Hospitales seguimos con unos 500 pacientes ingresados, 80 en la UCI. En HM Delfos, en Barcelona, ha sido el primer dia que se ha notado de verdad una disminucion de los ingresos. Ayer 45 victorias individuales y 15 bajas.
Objetivo CV 0/0. Sin bajar la guardia por favor.
Un dia menos. Muchas gracias a todos.

 1537 · 126 comentarios

Foto 23 LinkedIn Rapporto di guerra contro il CV dagli Ospedali HM del 16 aprile

Traduzione: *Dev'essere chiaro. L'obiettivo CV 0/0 guariti /deceduti. Non ci fermeremo finché non lo avremo raggiunto. Continuiamo in un giorno in più di questa falsa "luna di miele". Nonostante la remissione del virus, il numero quotidiano di vittime è allucinante. Tragedie*

individuali che hanno dimezzato intere famiglie. Non lasciamoci ingannare. Non fidiamoci. La pressione sanitaria continua a calare e comincio a notare nel personale che la situazione li ha spinti al limite e stano collassando a causa dello stress accumulato. Ieri ho parlato con qualcuno di loro che si sono messi a piangere, vinti dall'esaurimento. Felici perché la situazione va migliorando e per il fatto che i pazienti sono sempre meno, si stanno come risvegliando ed escono, ma a scapito di una tensione e di uno sforzo che dovranno superare. Abbiamo attivato un servizio di supporto per loro, con i nostri psicologi e psichiatri per aiutarli ad affrontare ciò che potrebbe accadere. Hanno fatto un lavoro davvero encomiabile. Continuiamo con altri nuovi 500 pazienti, 80 in Terapia Intensiva. All'HM Delfos, a Barcellona, per la prima volta si è assistito a un calo dei nuovi ricoveri. Ieri, 45 vittorie individuali e 15 sconfitte. Obiettivo CV 0/0. Senza abbassare la guardia, per favore. Mille grazie a tutti voi.

Cambiamenti in ambito Sanitario

Sono molti sono i cambiamenti che il Sistema Sanitario ha dovuto affrontare in tutto il mondo, costringendo ogni paese a implementare diverse misure atte a rafforzare il proprio modo di gestire la salute prima dell'arrivo della pandemia, quando ancora non esistevano persone infette o cercando di evitare il collasso del sistema quando stavano già subendo i primi devastanti effetti.

Una delle misure che ha meravigliato di più all'inizio della pandemia è vedere come la Cina sia stata in grado di creare da zero un ospedale capace di accogliere 1.000 pazienti, e in soli 10 giorni, un evento che è diventato una pietra miliare nel qudro dell'assistenza sanitaria, che ha cercato di mettere a disposizione della popolazione quanti più letti possibile.

Sebbene ogni paese, adottando politiche di prevenzione o a causa della mancanza di letti disponibili, abbia aumentato negli ospedali la sua capacità di accoglienza installando un numero maggiore di letti, nel caso della Spagna il record della Cina è stato superato, con la costruzione di un ospedale da campo in grado di accogliere 5.500 pazienti, installato nelle strutture dell'istituto fieristico di Madrid dal personale dell'esercito in sole 48 ore (@AUGC_Comunica, 2020) (vedi Figura 24, Figura 1).

Foto 24 Tweet Il nuovo Ospedale da campo

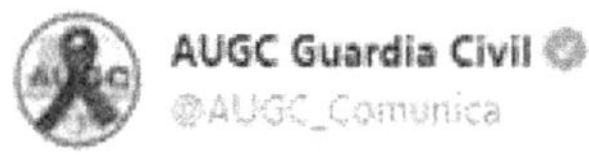

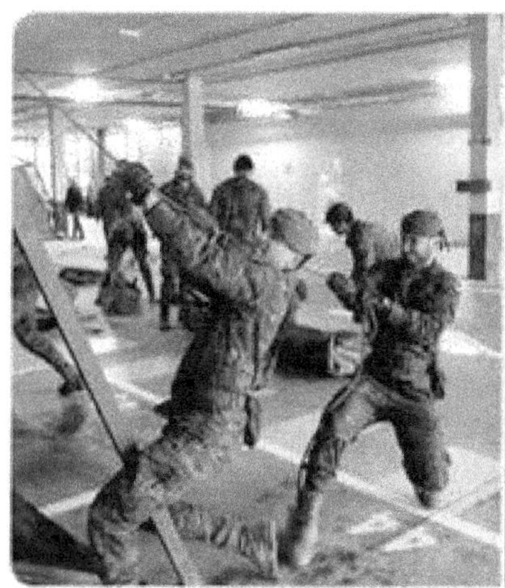
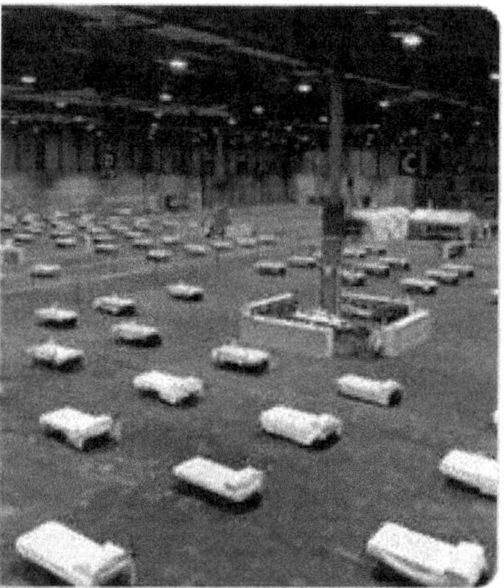

L'Esercito installa in sole 48 ore un Ospedale da campo in grado di accogliere 5500 pazienti nell'Area Fieristica di Madrid

Con il lavoro e l'unità lo combatteremo.

#EstoLoParamosUnidos

Fatti come questo dell'Area Fieristica sono avvenuti anche in diverse province al fine di aumentare la possibilità di accoglienza degli Ospedali e quindi evitare il collasso del sistema, qualora il numero di persone da ricoverare urgentemente fosse superiore al numero di posti letto disponibili.

Le politiche e le misure adottate hanno modificato i dati precedentemente evidenziati riguardo la disponibilità dei letti ospedalieri nei vari Paesi, soprattutto in Spagna.

Per quanto riguarda il personale sanitario, ci sono stati due eventi che hanno modificato il numero di medici e infermieri precedentemente indicato, e quindi la disponibilità di risorse umane di fronte a questa pandemia, senza dimenticare il personale non sanitario che ricopre anch'esso un ruolo di primaria importanza.

Il primo traguardo si riferisce al massiccio contagio che è verificato, e che si sta ancora diffondendo, tra la popolazione, innanzitutto per la scarsità di informazioni sul COVID-10 e sul fatto che la sua trasmissione poteva avvenire anche tramite pazienti asintomatici e, in secondo luogo, a causa della carenza di dispositivi di protezione individuale (DPI) in alcuni centri, aspetti questi che tratteremo tra poco.

Per quanto riguarda il contagio nell'ambito del personale sanitario, in Spagna questo è successo quando gli operatori hanno dovuto riunirsi, ad esempio, per aggiornarsi sull'epidemia e ricevere le istruzioni del caso, in modo tale che quelli più qualificati e atti a gestire l'epidemia fossero rimossi temporaneamente dalle loro normali funzioni e separati dai colleghi, al fine di non diffondere il contagio tra loro e gli altri pazienti.

Una situazione assolutamente nuova che ha portato al loro isolamento in attesa di verificare se presentassero o meno i sintomi della malattia e potessero ricevere le giuste cure, e nel frattempo la loro mansione lasciata vacante è stata ricoperta da medici e infermieri specializzati in campi diversi, che si sono dovuti aggiornare a loro volta per fare fronte all'emergenza..

Il 4 marzo 2020, i vari contagi tra il personale sanitario hanno portato il Ministro della Salute, in accordo con le loro controparti delle comunità autonome, a sospendere qualsiasi attività medico-scientifica come congressi, corsi, seminari o seminari, per impedire ai professionisti di esporsi al COVID-19 (@isanidad, 2020) (vedi Figura 25).

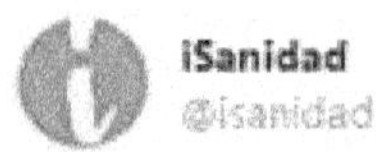

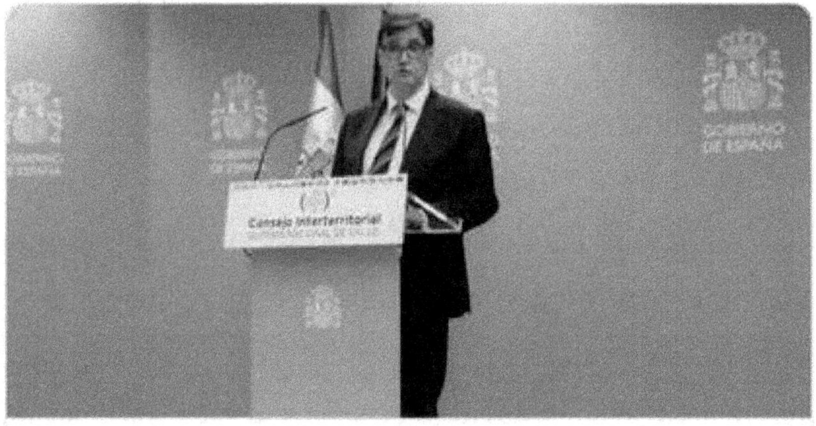

Foto 25   Tweet   Si vieta al Personale Sanitario di riunirsi.

La Sanità Pubblica vieta gli aggiornamenti e le riunioni tra il Personale Sanitario a causa del coronavirus

@sanidadgob@salvadorilla#Coronavirus

Nonostante questo confinamento degli operatori sanitari per impedire loro di propagare il contagio tra i colleghi, è stato osservato un notevole aumento dei casi tra il personale di prima accoglienza, a cui si rivolgevano le persone in cerca di informazioni o che manifestavano dei sintomi anomali e volevano farsi visitare, il che ha esposto inconsapevolmente gli operatori, che non erano né informati né attrezzati, a rapportarsi con pazienti infetti ma asintomatici, che quindi li hanno contagiati.

Per questo motivo e per evitare altri contagi tra il personale di prima accoglienza, è stato istituito un numero telefonico di servizio pubblico da cui è possibile ricevere informazioni riguardo il virus e le cure palliative, in modo da evitare che la popolazione si recasse negli Ospedali Pubblici o nei centri sanitari, a meno che la gravità di condizioni non fossero tali da prenotare telefonicamente una visita urgente.

Il secondo motivo per cui il servizio è stato interrotto, e forse il più grave, è stato che il personale sanitario deputato ad accogliere i malati mancava completamente delle attrezzature di protezione, e quindi non poteva svolgere il proprio lavoro in completa sicurezza.

Nell'illustrazione sono evidenziate le misure di protezione necessarie.

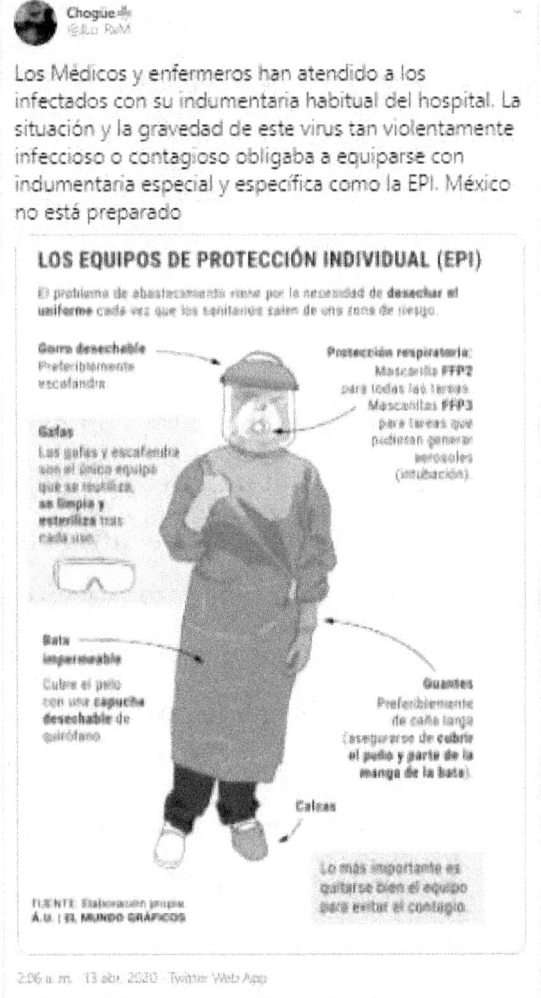

Foto 26 Tweet EPI per il Personale Sanitario

I Medici e gli Infermieri hanno continuato ad occuparsi dei contagiati con le loro divise abituali da ospedale. Ma la gravità della situazione e l'estrema contagiosità del virus obbligava a munirsi di indumenti protettivi speciali (EPI) che in Messico non erano ancora pronti.

Si consideri che il DPI è costituito da tute, occhiali, guanti, visiere e maschere di protezione biologica (@JLo_RxM, 2020) (vedere la Figura 26).

Apparecchiature che possono essere utilizzate solo per un certo numero di ore, dopo essere state aperte al fine di garantirne l'efficacia. Situazione che ha causato un rapido calo del numero di DPI disponibili negli ospedali e nei centri sanitari, costringendo il personale a indossare le protezioni DPI più a lungo di quanto raccomandato o a utilizzare apparecchiature non conformi, una situazione che ha messo a rischio molti professionisti. Quindi, paradossalmente, con l'aumentare del numero di letti disponibili, il personale che ha dovuto prendersi cura dei pazienti infetti si è drasticamente ridotto.

Una situazione che ha portato varie comunità autonome ad adottare misure senza precedenti, come recarsi in residenze e centri specializzati per reclutare medici per gli ospedali, appelli pubblici per reincorporare i medici appena andati in pensione, e assumere nuovo personale tra coloro che hanno vinto concorsi ma non sono stati assorbiti in posti Statali (MIR). Non ultimo, è stato fatto un appello anche tra gli studenti dell'ultimo anno di medicina o assistenza infermieristica (@estrelladigital, 2020) (vedi Figura 27).

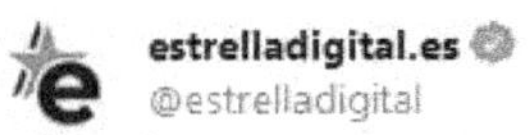

estrelladigital.es
@estrelladigital

Madrid ha iniciado la reincorporación de médicos jubilados menores de 70 años, la contratación de aprobados sin plaza en el MIR, así como de alumnos de último curso de Medicina y de Enfermería entre otras medidas

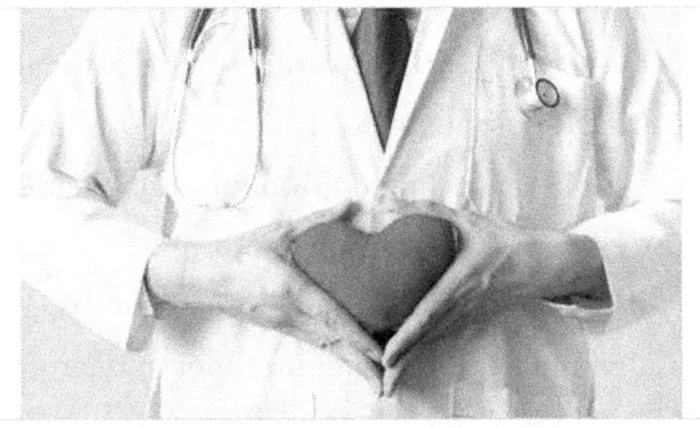

Madrid llama a médicos jubilados, contrata estudiantes y prorroga los MIR
La Comunidad de Madrid ha iniciado este jueves, ante el aumento de afectados por Covid-19, la reincorporación de médicos jubilados menores de 70 años, la ...
∞ estrelladigital.es

10:45 p. m. · 19 mar. 2020 · Twitter Web App

Foto 27 Tweet Disposizioni Sanitarie prima del COVID19

Tra le varie misure di emergenza, Madrid ha cominciato a richiamare medici in pensione con meno di 70 anni, a mettere sotto contratto i neo-laureati senza il posto fisso (MIR) e a utilizzare gli studenti dell'ultimo anno di Medicina e Infermieristica.

Tutte misure di emergenza atte a compensare l'improvvisa e grave perdita di professionisti confinati in quarantena, che non sapevano se erano infetti o meno, o che accusavano i primi sintomi di COVID-19 oppure che, nel peggiore dei casi, erano morti, offrendo così la loro vita per salvare quella degli altri.

Pertanto, citare i punti di forza o le gravi carenze del Sistema Sanitario nazionale, nei termini di posti letto disponibili o la percentuale di medici e infermieri, sarebbe inutile, in quanto questi numeri sono cambiati in brevissimo tempo, portando ad un aumento di posti letto ma riducendo il numero di operatori.

Elenco delle Foto.

CAPITOLO 2. REAZIONI AL COVID - 19

A questo punto, è necessario operare un dstinguo tra il professionista e la persona (padre / madre, coniuge, fratello / sorella, figlio / figlia ...), cioè quando ci riferiamo al personale sanitario, siano essi medici o infermieri, non dobbiamo dimenticare che sono persone che ricoprono una posizione qualificata, ma che "vivono e soffrono" come qualsiasi altro individuo, sia all'interno che all'esterno del loro lavoro.

Pertanto, essi stessi potrebbero essere preoccupati della possibilità che loro, o un parente o un amico, possano ammalarsi; vale a dire che, oltre a svolgere il loro lavoro in ambito sanitario, saranno preoccupati per la salute dei loro cari, se stanno bene e non gli manca nulla, e se qualcuno della propria famiglia dovesse ammalarsi cercheranno di offrire loro tutte le cure necessarie, come ogni persona normale.

Tuttavia, a causa del fatto che lavorano in ospedale, potrebbero anche sentirsi maggiormente in tensione nei confronti del virus perché sono consapevoli, che essendoci costantemente in contatto, potrebbero facilmente passarlo ai loro cari, come hanno visto succedere ad altri colleghi e in altri centri sanitari, considerando che in Spagna dall'11 aprile 2020 si contavano già 25.000 operatori sanitari contagiati dal COVID-19 (@OMC_Espana, 2020a) (vedi Figura 28).

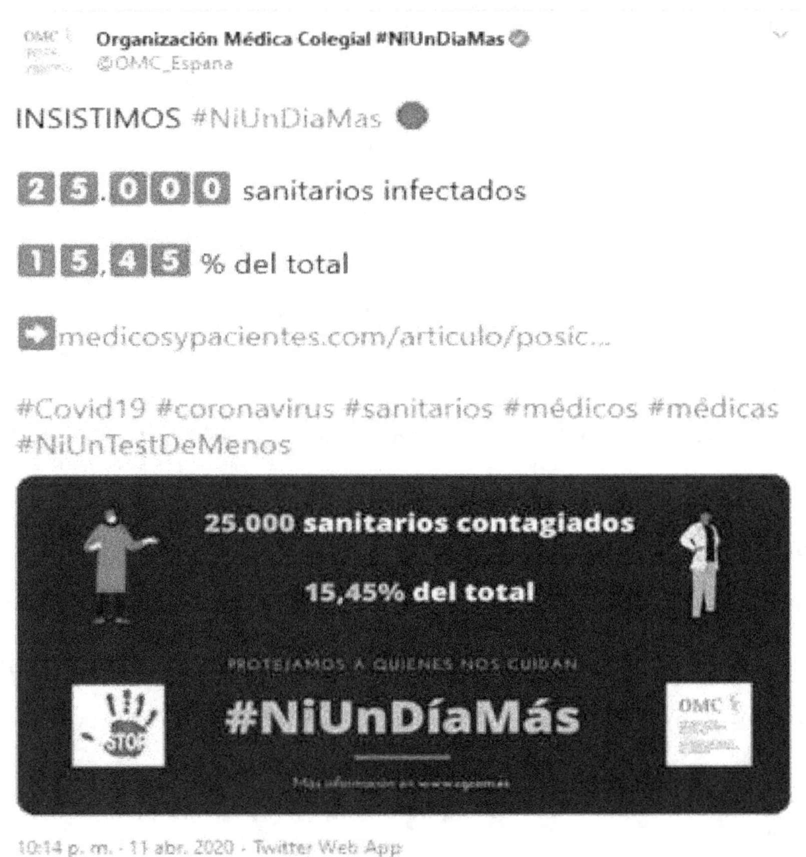

Foto 28 Tweet Personale Sanitario contagiato

Nonostante ciò, esistono importanti differenze in termini di conoscenza propria del personale, a cui viene offerta una formazione specifica da istituti professionali, quando non sono gli stessi centri ospedalieri che li formano per aiutarli a conoscere i rischi della pandemia, e a svolgere il loro lavoro nella massima tranquillità e sicurezza.

A questo proposito mi sembra opportuno sottolineare quanto già detto riguardo la scarsa disponibilità di materiali di protezione DPI in alcuni centri, il che ha costretto gli operatori a svolgere le loro mansioni in un clima di massimo rischio, considerando che essi sono i primi che si trovano a combattere contro il contagio e che gli EPI sono indispensabili proprio per prevenirlo.

Sottolineo ancora che, sebbene il COVID-19 faccia parte della famiglia dei coronavirus e che ci siano già abbastanza informazioni a riguardo, questo particolare ceppo era sconosciuto in termini di misure preventive contro l'infezione, contagiosità o sulla prognosi degli infetti; è stato solo quando il numero di malati e, purtroppo, di morti è aumentato, che abbiamo imparato come funziona questo particolare ceppo, e abbiamo più o meno capito quali misure adottare per arginare il contagio e affrontare la malattia.

Ancora oggi stiamo acquisendo nuove informazioni riguardo questo particolare virus e le caratteristiche della pandemia, come il recente studio che afferma che il contagio da COVID – 19 possa passare al personale sanitario e ai medici patologi anche tramite la manipolazione dei cadaveri delle persone decedute, un aspetto fino ad ora sconosciuto nella letteratura scientifica e che è stato rilevato con precisione solo in seguito alla morte di un patologo di medicina legale in un ospedale della Tailandia, secondo gli autori dell'articolo del RVT Medical Center (Tailandia), insieme al Dr. DY Pati University (India) e alla Hinan Medical University (Cina) (Sriwijitalai & Wiwanitkit, 2020)

A detta degli Autori, è indispensabile che anche gli operatori che maneggiano cadaveri utilizzino lo stesso materiale DPI di protezione che si usa quando si ha a che fare con pazienti infetti da CV. Una circostanza che, nonostante non sia stata segnalata in precedenza, ha indotto alcuni paesi a optare per l'incenerimento dei corpi di coloro che sono stati infettati come misura sanitaria e alla luce del crescente numero di vittime, anche perché alcune regioni hanno iniziato a non avere spazio per seppellire così tante persone decedute..

Nel caso in cui siano avvenute sepolture, qui e lì si sussurra che proprio il raduno di familiari e amici sia stato l'epicentro di nuovi contagi e quindi della diffusione della pandemia.

Le spiegazioni per questo tipo di contagio possono essere diverse, tenendo conto del fatto che, secondo le usanze di ciascun paese o cultura, i funerali si svolgono di solito con il cadavere presente, in altre occasioni viene mostrato rispetto al defunto toccandolo; ma nella maggior parte dei casi la bara rimane chiusa.

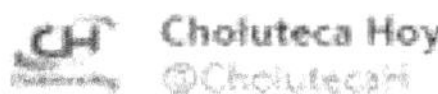

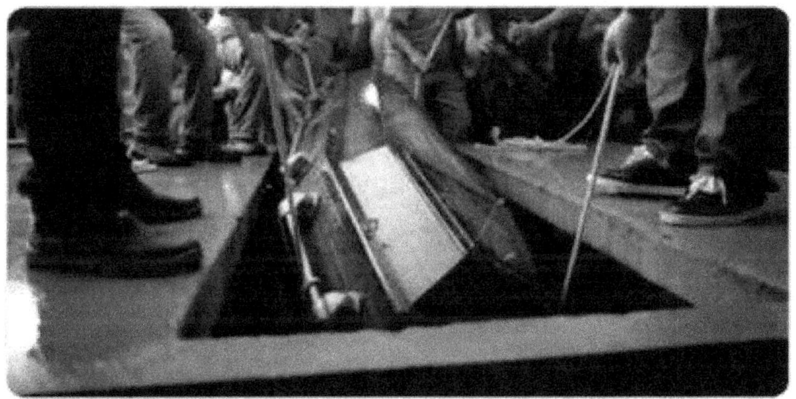

Foto 29 Tweet Tumulazione di contagiato

Almeno la metà della popolazione potrebbe essere contagiato durante una tumulazione.

Nella foto un uomo di 76 anni, morto per problemi cardiaci in seguito ad infezione da COVID-19, e che anche dopo la sua morte era rimasto positivo al virus.

Questo potrebbe rappresentare un ottimo motivo per aggiornarci sulle ultime scoperte scientifiche riguardo il COVID-19 che, come in questo caso, potrebbero spiegare l'origine di alcuni contagi riportati fino ad ora come fatti puramente aneddotici ma che tuttavia si sono manifestati in vari Paesi, con la conseguenza negativa sulla popolazione dell'aumento del numero di contagiati; persone che sono poi tornate alle loro abitazioni senza sapere di essere state infettate, in quanto i sintomi possono manifestarsi anche dopo 15 giorni dal contagio. (@CholutecaH, 2020) (vedi Figura 29).

Uno dei maggiori problemi nel prendere una decisione è intuire quale potrebbe essere l'alternativa migliore. Più è importante il problema o meno tempo si ha a disposizione, più "difficile" sembra trovare la "risposta corretta". Ma nella vita reale, non sempre esistono alternative valide, né si avrà mai la certezza che una delle varie opzioni sia la più coerente, e ciò può generare nell'individuo un livello di ansia così alto da finire per bloccarlo completamente.

Un esempio indicativo è quello degli studenti che devono affrontare un esame, in cui essi non dovranno solo rendere conto delle conoscenze acquisite, ma anchedelle proprie capacità di autocontrollo e di resistenza allo stress. Se il livello di ansia in uno studente, anche ottimamente preparato, raggiunge livelli eccessivi, ciò può bloccarlo e impedirgli di sostenere correttamente l'esame. Ma qali sono i meccanismi che si attivano, in questi casi?

Questo è ciò a cui si è cercato di rispondere con un'indagine condotta dalla Facoltà di Psicologia dell'Università di Leida e dall'Istituto di Cervello e Cognizione (Paesi Bassi) insieme alla Facoltà di Psicologia dell'Università Sportiva tedesca di Colonia (Germania) (Angelidis, Solis, Lautenbach, van der Does e Putman, 2019), a cui hanno partecipato 86 donne, tutte studentesse universitarie, assegnandone a caso metà a un gruppo che sarebbe stato messo sotto stress al fine di indurre ansia da prestazione attraverso la Procedura Leida (Putman, Verkuil, Arias-Garcia, Pantazi e Van Schie, 2014), e l'altra metà nel resto nel gruppo di controllo, che non avrebbe subito la pressione sociale e temporale in grado di generare stress prima dell'esame.

Per controllare i livelli di stress, è stata utilizzata la scala di ansia del test cognitivo (Cassady & Johnson, 2002); e lo Spielberger's State-Trait Anxiety Inventor (Iwata et al., 1998; Spielberger, Gorsuch e Lushene, 1970); mentre per valutare il livello di attenzione, è stata utilizzata la scala di controllo dell'attenzione (Derryberry & Reed, 2002); Sono stati anche monitorati l'attività cardiaca e i livelli di cortisolo salivare.

I risultati mostrano che maggiori sono i livelli di stress indotto, peggiore è la prestazione della memoria di lavoro, e che ciò avviene in misura maggiore nelle persone più sensibili allo stress rispetto a quelle che lo sono meno. Cioè, l'effetto dell'ansia e quindi la sua interferenza nell'esecuzione dei compiti dipende sia da fattori ambientali in grado di generare stress, sia dalla maggiore o minore sensibilità della persona ad esso.

Quindi, tornando all'esempio precedente, lo studente che ha una maggiore sensibilità allo stress, cioè che si innervosisce in situazioni stressanti, sarà in netto svantaggio rispetto ad un coetaneo meno ansioso, quando si tratterà di rispondere in modo appropriato durante un esame.

In altre parole, secondo il test di valutazione, ad uno stesso livello di stress ambientale le persone più sensibili lo percepiranno come una minaccia, e ciò andrà a influire negativamente sul loro livello di prestazione, ed essi si qualificheranno molto peggio di quanto sarebbe giusto in base alle loro capacità di apprendimento. Questo può portare alcuni studenti, sensibili allo stress, ad apparire come "cattivi studenti", perché non riescono mai ad ottenere buoni voti, non importa quanto duramente studino e s'impegnino; quindi, la loro capacità decisionale, in questo caso in termini di risposta corretta a un esame, chiaramente sarà condizionata dalla sensibilità individuale allo stress nonché dal livello di stress della situazione stessa.

Altro aspetto importante è la necessità per gli studenti, soprattutto se in età adolescenziale, di controllare i comportamenti che li mettono in pericolo o in cattiva luce, cosa altamente diffusa tra i ragazzi giovani, e che includono non solo quelli ad altissimo rischio come guidare in modo pazzo ma anche cose più banali come fare il broncio. E possibile prevenire tale tipo di comportamenti?

Questo è esattamente l'oggetto di uno studio condotto dall'Università di Oviedo (Spagna) (Lana, Baizán, Faya-Ornia e López, 2015), e che ha coinvolto 275 studenti della laurea infermieristica.

A tutti è stato misurato il livello di Intelligenza Emotiva usando la Scala di Intelligenza Emotiva Schutte standardizzata (Salovey e Mayer, 1990), si è indagato sulla presenza o meno di comportamenti a rischio, intesi come consumo di tabacco, alcool, droghe illegali, nonché sulla presenza o meno di un'alimentazione malsana, di obesità o di abitudini eccessivamente sedentarie, oltre al loro livello di esposizione al sole e la pratica del sesso non protetto. In più sono state raccolte informazioni socio-demografiche e di livello di soddisfazione nella vita.

I risultati mostrano che quegli studenti che avevano alti livelli di intelligenza emotiva presentavano consumavano meno alcool, si alimentavano meglio e osservavano la pratica del sesso sicuro. Al contrario, coloro che mostravano livelli più bassi di Intelligenza Emotiva bevevano troppo alcool, seguivano alimentazioni malsane e mostravano comportamenti sessuali rischiosi.

Il test di intelligenza emotiva tuttavia non mostrava differenze significative nel caso dei comportamenti a rischio per il consumo di tabacco o di droghe illegali, il livello di sovrappeso, lo stile di vita sedentario o il livello di esposizione al sole.

Gli autori sottolineano i vantaggi di avere alti livelli di intelligenza emotiva quando si tratta di gestire correttamente la pressione di gruppo, soprattutto nel caso di comportamenti a rischio come il consumo di alcol e delle droghe comuni.

Ma tornando al personale sanitario, una delle abilità che i medici in formazione devono fondamentalmente acquisire è quella di prendere decisioni rapide, ad esempio riguardo la direzione e la gestione del personale umano di cui sono responsabili, facendosi carico anche degli eventuali successi o fallimenti; una capacità che si apprende proprio durante gli anni di formazione e di tirocinio in ospedale.

Si consideri che quando un paziente va a farsi visitare si mette letteralmente "nelle mani" del medico, quindi qualsiasi errore diagnostico o decisionale di questi non solo avrà un impatto diretto sulla salute dell'individuo ma rappresenterà anche una spesa in più per il Sistema Sanitario nazionale e motivo di contenzioso legale al riguardo.

Inoltre, quando ci si trova in un centro sanitario o in un ospedale, dove vi sono venti o trenta medici specialisti che vi lavorano, il margine di errore aumenta proporzionalmente. Da qui l'importanza di seguire protocolli d'azione precedentemente stabiliti, che permetteranno, unitamente all'esperienza pratica dei professionisti, di evitare errori che mettano a rischio la vita del paziente.

Tuttavia, quando l'errore si verifica ugualmente, in genere lo si affronta in due modi: lo specialista e l'intero personale fanno ammenda e apprendono dal loro errore, oppure si cerca di occultarlo, nella speranza che esso non si verifichi mai più.

Una diagnosi inadeguata, un trattamento senza tener conto dell'anamnesi familiare del paziente ... ci sono molti fattori che possono portare involontariamente il medico a sbagliare... ma è possibile evitare errori nel campo sanitario?

Questo è ciò a cui è stato cercato di rispondere con un'indagine proposta dall'Università di G. d'Annunzio insieme all'Università di Trieste (Italia) (Cortini, Pivetti e Cervai, 2016), su 61 professionisti di Sanità pubblica italiana nell'area infermieristica e ostetrica, di età compresa tra 31 e 68 anni, di cui 51 erano donne.

Tutti i partecipanti hanno risposto a una scala auto-gestita sul clima di apprendimento (se l'azienda presso cui lavoravano poteva o meno facilitare l'errore diagnostico). Il livello di stress lavorativo è stato valutato anche attraverso il questionario sulla salute generale standardizzato (Werneke, Goldberg, Yalcin e Üstün, 2000); infine, la pratica professionale è stata valutata attraverso l'autorelazione.

I risultati hanno evidenziato che sia la capacità di riconoscere l'errore che quella di elaborarlo e di utilizzarlo a fini deterrenti nel proseguo della professione erano nettamente influenzate dal livello di stress dei partecipanti; vale a dire, nonostante che l'ambiente esterno possa essere più o meno predisponente all'errore diagnostico e/o applicativo, è molto probabile che un alto livello di stress individuale permetterà il ripetersi dell'errore malgrado vengano seguite le linee guida del protocollo.

All'opposto, se gli operatori sanitari sono mediamente stressati, sono in grado di imparare dai propri errori, di trasmettere la loro esperienza ai colleghi e quindi di migliorare nella pratica professionale, nella misura di un buon 10% secondo gli AA. dello studio, mettendo a confronto i risultati ottenuti in situazioni di alto stress con quelli di stress medio o minimo.

Da ciò ne deriva che, per ridurre l'errore nell'esercizio della propria professione, bisogna agire sul livello di stress individuale degli operatori, considerando tuttavia che un livello moderato di stress non solo faciliterà l'apprendimento e l'elaborazione degli errori commessi, ma avrà anche importanti effetti sull'ambiente di lavoro, sulla qualità delle cure offerte e persino sulla salute personale degli operatori stessi. Al contrario, alti livelli di stress mantenuti nel tempo non solo metteranno a rischio la vita stessa del personale sanitario, ma influenzeranno negativamente anche le loro prestazioni.

Pertanto, la capacità da parte della direzione dei centri sanitari di riconoscere e monitorare il livello di stress tra i propri dipendenti dovrebbe essere una priorità, al fine di raggiungere un equilibrio tra prestazioni e stress; solo così sarà possibile operare con tranquillità e offrire la massima professionalità, soprattutto in ambito sanitario.

Studi precedenti tentano di evidenziare che, nonostante si stia vivendo una crisi globale, è facile "dimenticare" che anche gli operatori sanitari devono mantenere livelli adeguati di stress, compensati dalle loro otto ore di sonno, entrambi gli aspetti Tendono a fare un passo indietro, dando spesso origine a casi in cui il personale sanitario lavora diversi turni di fila per "esibirsi di più", il che inevitabilmente porterà a una maggiore usura fisica ed emotiva, aumentando le possibilità di prendere decisioni sbagliate.

Va notato che, nonostante il fatto che i protocolli del personale sanitario siano progettati per coprire gran parte dei problemi che dovranno affrontare nella loro vita professionale, a volte alcuni casi possono avere meno visibilità. E' proprio questo, ad esempio, lo sforzo affrontato dai parenti dei malati di Alzheimer che ogni giorno cercano di dare maggiore risalto a questa patologia per porla all'attenzione del pubblico.

Quindi, al momento della crisi sanitaria globale, la prima misura adottata dalle scuole professionali e dai centri di assistenza sanitaria è stata quella di aggiornare e formare i propri lavoratori in modo che fossero consapevoli della gravità della pandemia, dei suoi sintomi. e dell'eventuale trattamento.

Per quanto riguarda la formazione, sebbene inizialmente essa fosse rivolta al personale specializzato, di fronte alla progressiva riduzione degli operatori, in quanto infetti, si è reso necessario estenderla anche al personale non addetto affinché si potesse gestire l'emergenza e continuare ad offrire la giusta assistenza ai pazienti COVID-19. Un' attenzione alla problematica di massa che sembra essere aumentata negli ultimi anni, grazie alle campagne organizzate e all'aumento esponenziale delle situazioni di necessità tra la popolazione.

Tornando all'esempio dell'Alzheimer, notiamo che nell'insorgenza della malattia e alla sua progressione partecipano vari fattori: innanzitutto l'età, un fattore di fondamentale importanza visto che la popolazione mondiale tende ad invecchiare e ciò porterà ad un aumento di casi mai segnalato prima.

Ci sono operatori specializzati che lavorano a stretto contatto con i malati di Alzheimer, per cui la domanda è: è possibile modificare in loro la percezione della malattia e della sua grave sintomatologia?

Questo è stato l'oggetto della ricerca condotta dall'Institute for Successing Aging del New Jersey presso la School of Osteopathic Medicine (USA) dell'Università di Rowan (USA) (Garrie, Goel e Forsberg, 2016) .

Vi hanno partecipato undici studenti universitari in ambito sanitario, per i quali sono state utilizzate due misure standardizzate per valutare la loro attitudine nei confronti dei malati di Alzheimer attraverso la Dementia Attitudes Scale (O'Connor & McFadden, 2010) e l' Analisi interpretativa fenomenologica (Smith & Shinebourne, 2012).

Inoltre, tutti gli studenti sono stati valutati prima e dopo la frequentazione di un seminario della durata di un'ora, in cui dovevano aiutare alcuni malati di Alzheimer a scrivere una poesia d'amore.

Il risultato mostra un significativo cambiamento nella percezione e accettazione della malattia e di chi ne soffre rispetto a prima del corso, il che dimostra l'effetto positivo che l'operatore riceve da una frequentazione diretta col paziente.

Ampliando il discorso, ciò dovrebbe indicare che nella fase di formazione del futuro professionista della salute è necessario puntare, oltre alla conoscenza dei fondamenti del proprio lavoro, anche alla gestione dei propri stati emotivi, in particolare quelli relativi ai livelli di stress, e ovviamente all'affinamento delle sensibilità individuali nei confronti della malattia e dei pazienti.

In relazione al processo decisionale, forse il momento più difficile per il personale sanitario è quando ci si trova ad affrontare la situazione limite in cui è necessario scegliere per la sopravvivenza fra due pazienti in eguali condizioni di gravità, ovvero a chi somministrare le cure indispensabili quando, ad esempio, le risorse disponibili sono limitate ed è possibile somministrarle solo a uno dei due, condannando l'altro. Una circostanza che, se si verifica, può "segnare" emotivamente l'operatore sanitario, per cui sono previsti protocolli e circolari che aiutano il malcapitato a prendere la "migliore" decisione possibile.

Pertanto, e nel caso dell'attuale pandemia, esistono suggerimenti sui migliori test da eseguire sui pazienti COVID-19 in base alla loro età e alla presenza o assenza di altre patologie e alla loro anamnesi pregressa, come pure esistono dei protocolli e procedure per le situazioni di emergenza sociale in cui il numero di malati che necessitano, ad esempio, del respiratore, è superiore alle possibilità d'intervento del centro sanitario di riferimento. Protocolli, questi, che aiutano gli operatori a stabilire le priorità di accesso alle apparecchiature salva-vita..

In generale, si privilegia un adulto nei confronti di una persona anziana, e un ragazzo nei confronti di un uomo di mezza età. Nel caso di pazienti della stessa fascia di età, si tende a privilegiare coloro che hanno una migliore aspettativa di vita, sulla base della loro anamnesi pregressa e dello stato di salute al momento. Tali protocolli si basano su modelli matematici in grado di prevedere con determinati parametri l'evoluzione dei pazienti affetti da COVID-19, sulla base delle informazioni attinte dai casi precedenti, il che consente di prendere decisioni più calibrate nella ottimizzazione delle risorse quando queste sono scarse, e di valutare con maggiore precisione la gravità di ciascun paziente e le sue aspettative di vita. Ma... fino a che punto questi modelli predittivi si sono rilevati efficaci nel caso del COVID-19?

La risposta a questa domanda è stato oggetto di uno studio condotto congiuntamente da più di quindici laboratori situati in Germania e Austria, Belgio, Paesi Bassi e Regno Unito (Wynants et al., 2020).

Lo studio ha condotto una revisione sistematica degli articoli pubblicati, o ritenuti validi per la pubblicazione, su riviste scientifiche indicizzate che trattano di modelli diagnostici di pazienti affetti da COVID-19, nonché al fine di stimare il numero di pazienti infetti nella popolazione generale.

Del totale di 2.696 articoli pubblicati finora, solo 27 articoli hanno descritto fino a 31 diversi modelli predittivi, che sono stati accuratamente analizzati.

Di questi, 3 modelli sono stati usati per prevedere il numero di pazienti contagiati per cui sarebbe stato improrogabile un ricovero urgente nei centri ospedalieri, ai fini di una stima sull'eventuale carenza di risorse e il conseguente collasso del sistema sanitario; 18 modelli, di cui 13 che utilizzavano l'intelligenza artificiale, hanno permesso di calcolare, sulla base della sintomatologia del paziente, le probabilità che fosse stato infettato dal COVID-19. Il rimanente ha permesso di stimare la gravità, l'evoluzione e la durata di un eventuale ricovero.

Tra le variabili sociodemografiche prese in considerazione vi sono età, sesso, temperatura corporea, segni vitali e sintomi, oltre ad analisi ed esami quali TC, conta delle proteine C reattive, deidrogenasi lattica e linfociti deidrogenasi.

I modelli che consentono di prevedere il numero di pazienti contagiati da ricoverare d'urgenza sono risultati efficaci tra il 73 e l'81%; quelli che consentono di determinare, sulla base dei sintomi, che il paziente è rimasto contagiato dal COVID-19, sembrano affidabili nella misura tra l'81 e l'88%. Mentre quelli in grado di prevedere la gravità, l'evoluzione della malattia e i tempi di ospedalizzazione hanno un livello di affidabilità tra l'85 e il 99%.

Tuttavia questi modelli hanno anche dei limiti, soprattutto perché per lo più sono stati realizzati su dati dei soli pazienti Cinesi ed uno solo su dati più ad ampio raggio. Malgrado ciò il modello Cinese, che risulta quindi il meno affidabile riguardo alla prognosi dei pazienti COVID-19, è quello maggiormente utilizzato a larga scala, senza tener conto delle differenze tra le varie popolazioni. Inoltre, la maggior parte dei modelli sembra deficitario riguardo i dati anamnestici dei pazienti, e non è mai stato creato un gruppo di controllo, per cui molti casi sospetti sono stati depennati senza una reale motivazione.

Tenendo conto di questi limiti, gli AA. dello studio mettono in guardia dall'uso ad ampio raggio di modelli che non siano stati sufficientemente validati e che quindi non consentano di prendere decisioni corrette, con il rischio di adottare in ambito sanitario delle misure di emergenza assolutamente inadeguate e non affidabili. Utilizzandoli, cioè, non sarà possibile garantire che le decisioni prese siano realmente le più "corrette".

Come abbiamo visto, moderati livelli di stress, una formazione adeguata e la precisione dei modelli diagnostici e predittivi dell'evoluzione della malattia costituiscono dei pilastri fondamentali per prendere decisioni adeguate in ambito sanitario; ma purtroppo nella maggioranza dei casi non sarà il personale sanitario, che è quello che si rapporta direttamente coi malati COVID – 19, a gestire il processo decisionale bensì gruppi politici che, dopo aver effettuato una sommaria analisi costi-benefici e al fine di ottimizzare le risorse disponibili, possono decidere all'opposto di offrire queste scarse risorse a coloro che hanno maggiori possibilità di superare la malattia (@moedetriana, 2020) (vedi Figura 30).

In pratica queste misure, che non hanno motivazioni sanitarie ma esclusivamente politiche, tendono a facilitare il ricovero nelle strutture pubbliche dei pazienti contagiati ma in migliore forma fisica, tralasciando completamente o "rimandando" a dopo le persone debilitate per malattia o vecchiaia. Decisioni arbitrarie che potrebbero trovare unica giustificazione come misura preventiva per evitare il collasso del sistema sanitario nazionale, soprattutto in quelle situazioni in cui la domanda supera di gran lunga la capacità di risposta a causa della drammatica carenza di posti letto o di attrezzature salva-vita.

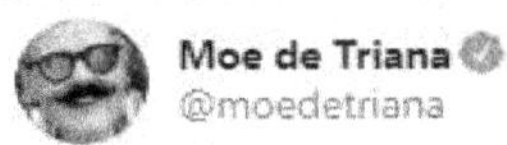

Moe de Triana ✔
@moedetriana

Holanda quiere dejar morir a sus ancianos; Francia no cuenta los muertos fuera de los hospitales; Alemania únicamente cifra las víctimas sin patologías previas... porque el asco tampoco entiende de fronteras.

UNA 'CULTURA FRENTE A LA MUERTE' DISTINTA

La estrategia holandesa ante el Covid-19: "No traigan a los débiles y ancianos al hospital"

Los Países Bajos creen que el colapso hospitalario en España e Italia se debe a su insistencia en salvar a los ancianos: "llevarlos al hospital para morir allí es inhumano"

2:38 p. m. · 27 mar. 2020 · Twitter for iPhone

Foto 30 Tweet 17 marzo 2020

L'Olanda lascia morire i suoi anziani, la Francia non conta i morti fuori dagli ospedali, la Germania conta solo le vittime senza patologie pregresse...neanche il disgusto conosce i confini.

Culture diverse di fronte alla morte.

Il Sistema Olandese contro il COVID-19: "NON PORTARE I DISABILI E GLI ANZIANI NEGLI OSPEDALI"!

I Paese Bassi sono convinti che il collasso del sistema sanitario in Spagna e in Italia sia dovuto al tenace sforzo dei due Paesi di voler salvare gli anziani: "Portarli in ospedale per condannarli a morire lì è inumano!"

Un simile comportamento può portare, senza volerlo e vista la necessità di stabilire delle priorità, a non proteggere alcuni gruppi sociali che risultano maggiormente sensibili al contagio e con un tasso di mortalità più elevato rispetto al resto della popolazione, come nel caso degli anziani.

Le misure di emergenza adottate da alcuni governi, che con questi protocolli in pratica sollevano il personale sanitario dalla responsabilità ma anche dal potere decisionale in situazioni in cui bisogna scegliere tra due pazienti chi debba sopravvivere e chi no, ben consapevoli che in tal modo ci si arroga del diritto di decidere della vita di uno dei due, sono state fortemente criticate da altri Governi, convinti che la salute debba essere un diritto garantito a tutti e non solo a chi ha migliori prospettive di vita.

A questo punto, come è possibile che decisioni di questo tipo siano prese da un ente pubblico come in realtà è il governo di un paese?

Ciò si spiega tenendo conto dei risultati ottenuti da una ricerca condotta congiuntamente dall'Università di Cambridge (Inghilterra), insieme all'Università di Radboud e alla U.M.C. St. Radboud (Paesi Bassi) (van den Bos, Jolles e Homberg, 2013), nel cui studio viene effettuata una revisione esauriente degli articoli pubblicati sul processo decisionale.

In tale studio vengono analizzati i diversi fattori condizionanti le possibilità di scelta, ove fattore determinante è l'"influenza sociale del contesto in cui ci si trova a dover prendere delle decisioni, intesa come patrimonio collettivo di comportamenti e valori propri del gruppo sociale di riferimento, quanto fattori ambientali come la pressione di gruppo, la conformità sociale, la cooperazione e lo stress sociale, modulati infine dalla personale risposta empatica.

I risultati dello studio riportano che, rispetto a qualsiasi altra variabile analizzata, ciò che più "pesa" quando si adotta una misura estrema, soprattutto quelle di emergenza adottate dai Governi e che quindi avranno maggiore impatto sulla popolazione, sarà "il consenso collettivo" cioè il famoso "Cosa dirà la gente?" " Che ne penserà?" Quindi, il fulcro di ogni decisione presa sarà l'attenzione alla risposta collettiva e al modo in cui la popolazione reagirà alla misura adottata.

Ma sebbene queste decisioni in situazioni di emergenza siano volte a migliorare l'assistenza sanitaria tra coloro che hanno le migliori possibilità di sopravvivere al contagio da COVID-19, in ambito sanitario si sta lavorando anche sulle modalità di convincimento sulla popolazione affinché essa stessa partecipi attivamente alle misure adottate, in particolare tra i pazienti, stimolando in loro una sorta di processo altruistico per cui decidano da soli di immolarsi per la salvezza altrui, tirando in ballo il fenomeno relativamente simile delle donazioni volontarie degli organi .

Oggi molti operatori sanitari e associazioni cercano di sensibilizzare la popolazione sulla necessità di avere sempre più donatori, anche perché attraverso la semplice Carta del Donatore è molto facile esprimere la propria volontà di donare gli organi dopo la morte..

A seconda delle varie culture, esiste una percentuale maggiore o minore di donatori tra la popolazione mondiale, il che evidenzia le grandi differenze tra i vari Stati e una maggiore o minore consapevolezza dell'importanza di un tale gesto e dei suoi effetti benefici su chi riceverà gli organi: persone altrimenti condannate ad aspettare per anni un intervento in grado di salvarle, consapevoli che le proprie aspettative di sopravvivenza diminuiscono giorno dopo giorno come anche la loro qualità di vita. Per questo è estremamente importante avere sempre nuovi donatori in grado di offrire una seconda possibilità a questi sfortunati pazienti.

Il profilo psicologico dell'aspirante donatore è quasi scontato: molto spesso si tratta di familiari dei pazienti, che hanno una maggiore consapevolezza della grandezza di questo gesto e della sua estrema utilità sociale: in fondo si tratta di regalare degli organi che ormai non ci servono più, ma che rappresentano la vita per un'altra persona.. Pertanto, le testimonianze di destinatari e donatori rendono più facile per gli altri prendere coscienza di questo problema e diventare loro stessi donatori, tramite consenso espresso per iscritto su una semplice scheda.

Chiaramente, non tutte le persone possono diventare donatori, né tutti gli organi dopo la morte sono utilizzabili per la donazione, una decisione che compete al personale sanitario; tuttavia, se la persona non ha una carta di donazione né in vita ha espresso il suo desiderio o anche solo l' intenzione di donare i propri organi, sarà molto più difficile per gli operatori trovare organi sani da trapiantare. A tale proposito grandi sforzi sono stati fatti dai media con grandi campagne di sensibilizzazione sociale per stimolare le persone a comprendere il problema e a diventare donatori, ma a questo punto sorge lecita la domanda: è possibile prevedere se una data persona accetterà di diventare donatore?

Questo è il fulcro della ricerca condotta congiuntamente dalla Martin-Luther University e dal M.S.H. da Amburgo (Germania) (Hübner, Mohs, & Petersen, 2014) alla quale hanno partecipato 78 studenti universitari di età compresa tra 19 e 33 anni, tra cui 37 erano donne.

A tutti loro è stata fatta la domanda se avessero o meno l'intenzione di diventare un donatore di organi, ed è stato richiesto loro di compilare un test specifico, l' Implicit Associate Test (Egloff, Schwerdtfeger, & Schmukle, 2005; Greenwald, McGhee , E Schwartz, 1998) che in pratica si basa su risposte esplicite espresse durante un colloquio, e implicite, cioè conseguenti a dati stimoli presentatati su uno schermo.

Sono state poi analizzate tramite computer le differenze tra i due tipi di risposta. Il risultato dello studio è stato che chi ha espresso in maniera esplicita la propria volontà di diventare donatore è stato poi quello che realmente ha firmato la carta del donatore, e che quindi questo tipo di risposta era la migliore predittrice rispetto a quelle fornite dai test impliciti.

Un aspetto nettamente contrastante con i risultati riscontrati in altre situazioni come gli studi che valutano l' influenza della pubblicità sulle persone, in cui i partecipanti vengono intervistati ed eseguono diversi test al fine di capire cosa ne pensano realmente di un nuovo prodotto o servizio: in questi casi sembra sia normale che le loro risposte esplicite non siano sempre veritiere e che non siano il frutto di veri acquisti del prodotto.

Forse la differenza principale è che quando una persona deve affrontare decisioni importanti come quella della donazione degli organi non lo fa alla leggera, ma medita e riconsidera ogni particolare al riguardo; così, quando gli viene posta la domanda diretta egli dà una risposta già frutto di un'elaborazione ponderata, e quindi non ha difficoltà poi a firmare la Carta del Donatore, atto che viene visto semplicemente come la conclusione naturale del suo processo decisionale.

Nello studio, sarebbe necessario verificare quali meccanismi psicologici potrebbero essere coinvolti nel cambio di opinione, per essere in grado di usarli nelle diverse campagne di sensibilizzazione che vengono condotte ogni anno e quindi aumentarne l'effetto, raggiungendo un numero maggiore di persone disposte a donare i loro organi alla fine. delle loro vite e con esso, ed è la cosa più importante essere in grado di dare salute ed estendere la vita di altre persone che hanno bisogno di quegli organi.

Pertanto, e tornando alla questione del processo

decisionale in ambito sanitario, esso verrà condizionato non solo dal rapporto medico-paziente ma anche dalle opinioni del malato stesso e dei suoi familiari al riguardo, il che mitigherà in parte la responsabilità e il peso emozionale del personale sanitario in caso di decesso del paziente.

Un impatto emotivo che sarà tanto più gravoso quanto maggiormente imprevedibile sarà il decesso, come dimostrato dalle ricerche condotte dalla School of Psychology e dal Center for Translational Neuroscience and Mental Health presso l'Università di Newcastle; insieme al distretto sanitario locale Hunter del New England (Australia) (Ross, Sankaranarayanan, Lewin e Hunter, 2016), in cui sono state analizzate l'impatto e le reazioni e degli operatori nel caso della morte per suicidio di un loro paziente. Lo studio ha incluso 135 operatori sanitari, di età compresa tra 21 e 64 anni, di cui il 65,9% erano donne.

Tra i professionisti che hanno partecipato c'erano psicologi, psichiatri, infermieri, assistenti sociali e terapisti occupazionali, che hanno risposto per via telematica a un questionario per misurare i loro livelli di ansia attraverso la scala chiamata State-Trait Anxiety Inventory (Iwata et al., 1998 ; Spielberger et al., 1970), i loro livelli di esaurimento attraverso il Maslach Burnout Inventory-

Human Services Survey (Azeem, 2013; Christina Maslach & Jackson, 1981) e valutare ciò che pensavano del suicidio attraverso un questionario specifico..

I risultati indicano che il 70,4% dei partecipanti aveva perso un paziente per suicidio, e anche nella privata per il 50,4% aveva avuto un'esperienza legata al suicidio. Inoltre, il 71,9% ha dichiarato di non aver mai ricevuto alcun tipo di formazione per affrontare il suicidio nel proprio contesto lavorativo. Lo studio ha rilevato che, tra le conseguenze più comuni dopo aver vissuto il suicidio di un paziente, gli operatori mostravano livelli più elevati di ansia e una maggiore predisposizione all' esaurimento nervoso.

Come sottolineano gli autori dello studio, i risultati indicano una chiara necessità di una formazione specifica tra il personale sanitario atto alla gestione di un eventuale suicidio di un paziente, nonché al riconoscimento di quei sintomi che possono portare l'individuo a suicidarsi e quindi a prevenire tale gesto.

Una realtà, quella della morte dei pazienti, alla quale il personale sanitario deve essere preparato perché, se non viene aiutato con un supporto specifico né durante né dopo l'evento infausto, potrà come conseguenza sentirsi distaccato da ciò che fa, perdere l'amore per la propria professione e il rapporto empatico nei confronti del paziente, scivolare in un grave stato ansioso e infine cedere all'esaurimento nervoso.

Proprio ai fini conoscitivi dell'incidenza dell'esaurimento nervoso tra il personale infermieristico, è stato condotto uno studio interculturale dal Dipartimento di Medicina insieme al Dipartimento di Psicologia dell'Università di Oviedo (Spagna); e la School of Nursing dell'Università di San Paolo, insieme alla School of Nursing dell'Università Federale di Tocantins (Brasile) (Baldonedo-Mosteiro et al., 2019). Vi hanno partecipato 589 operatori sanitari di età compresa tra 20 e 64 anni, di cui l'89,47% erano donne. Per il 52,8% si trattava di infermieri, tecnici e assistenti provenienti dalla Spagna, per il 47,2% dal Brasile.

Tutti sono stati sottoposti alla misurazione del burnout di Maslach - Human Services Survey (C Maslach & Jackson, 1997) per valutare le tre componenti fondamentali del burnout, cioè l'esaurimento emotivo, la depersonalizzazione e i risultati professionali.

I dati raccolti indicano che il personale infermieristico in Spagna mostra livelli significativamente più alti di depersonalizzazione, mentre lo staff Brasiliano raggiunge il massimo del burnout in ambito lavorativo In Spagna, il personale tecnico e gli assistenti infermieristici hanno mostrato livelli significativamente più alti di affetto nel campo emotivo rispetto alle infermiere.

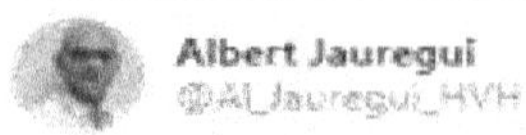

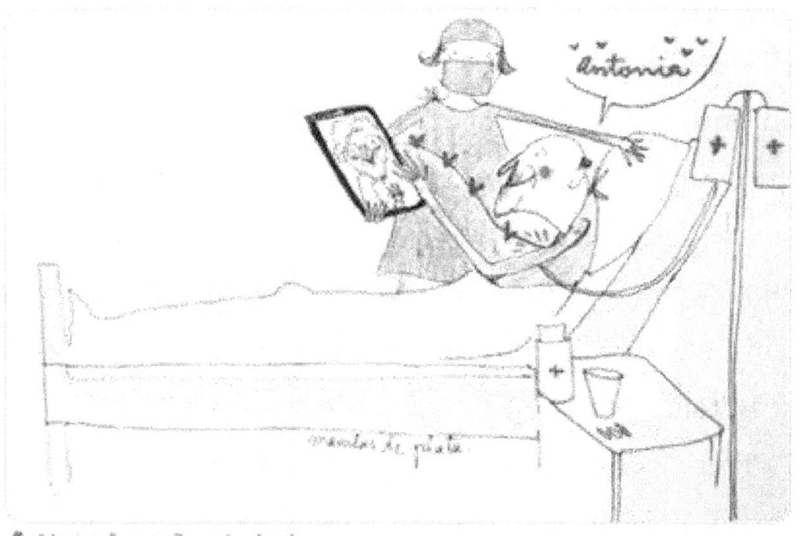

Foto 31 Tweet Gratitudine nei confronti del Personale Infermieristico

Ho provato ammirazione per il personale infermieristico da che era uno studente di medicina, ma in questi giorni di emergenza a causa del #COVID-19 ho notato anche qualcos'altro. I medici curano gli ammalati, ma sono gli #Infermieri quelli che fanno i miracoli. @vallhebron

Al contrario, in Brasile la sensazione di spersonalizzazione era maggiore tra il personale infermieristico rispetto a tecnici e assistenti.

Queste differenze tra i paesi nella sofferenza del burnout potrebbero essere spiegate dalle condizioni economiche e lavorative, essendo sia in Spagna che in Brasile il gruppo più esposto al burnout, agli ausiliari e ai tecnici rispetto al personale infermieristico e, nonostante ciò, sono ancora disposti a svolgere il proprio lavoro con la massima umanità possibile (@Al_Jauregui_HVH, 2020) (vedi Figura 31).

Sebbene la società sia regolata da norme definite e accettate da tutti, a volte queste possono modificare il modo in cui gli individui si relazionano, come nel caso della pandemia, a causa della quale le libertà di movimento sono state limitate al fine di arrestare l'avanzata del contagio.

Una situazione senza precedenti, quella del rischio di contagio della popolazione di un intero Stato e in particolare dei gruppi più deboli, che ha portato i governi ad adottare misure drastiche, come ad esempio la reclusione in casa di gran parte dei cittadini.

Ciò ha costretto a modificare le abitudini di vita globali della cittadinanza, che si è vista libera di uscire di casa solo per situazioni di necessità, come lavorare e fare la spesa. Ma che tipo d'impatto hanno avuto tali misure sul benessere psicologico collettivo?

Questo è ciò a cui un'indagine condotta dall'Università di Valladolid (Spagna) (Odriozola-González, Planchuelo-Gómez, Irurtia-Muñiz e Luis-García, 2020) ha cercato di rispondere. Lo studio ha coinvolto 3.550 adulti, a cui è stato chiesto di compilare telematicamente a due questionari, atti a valutare i sintomi depressivi e ansiosi mediante la Depression Anxiety Stress Scale (Henry & Crawford, 2005) e il livello di stress post-traumatico attraverso l'Impact of

Event Scale (Horowitz, Wilner e Alvarez, 1979).

I risultati evidenziano sintomi di forte ansiai nel 32,4% dei partecipanti, mentre il 37% ha sofferto di stress e il 44,1% di depressione, con livelli più elevati tra donne e giovani, soprattutto se già avevano sofferto in passato di ansia e depressione, e con la presenza di una sintomatologia pregressa simile a quella del COVID-19. Il che vuol dire che, sulla base di questi risultati, 1 cittadino su 3 soffrirà di sintomi associati a stati emotivi patologici, che saranno più o meno gravi a seconda del sesso, dall'età e dal fatto che abbiano avuto o meno una storia di ansia e di depressione pregresse.

Sebbene i dati raccolti siano su base personale. tuttavia la società a volte risponde in modo simile secondo un sentimento di appartenenza, un aspetto che si è recentemente riflesso nell'espressione di gratitudine verso il personale sanitario, quando i cittadini come un sol' uomo sono usciti in terrazza o si sono affacciati alla finestra per esprimere il loro sostegno con clamorosi applausi, comportamenti importati da quei paesi che avevano già attraversato periodi critici simili..

L'intenzione era quella di fornire supporto morale e mostrare gratitudine allo sforzo quotidiano del personale sanitario, che non solo si occupava dei pazienti affetti da COVID-19, ma si esponeva al contagio per il bene collettivo.

In altre parole, e come spiegato nel capitolo precedente, mentre la popolazione rimaneva confinata nelle proprie case con l' "unica" preoccupazione di trovare un modo per impiegare il tempo, il personale sanitario si recava quotidianamente in ospedale, ormai definito dagli stessi medici come "zona di guerra", in cui ogni giorno erano costretti ad assistere alla morte di qualcuno..

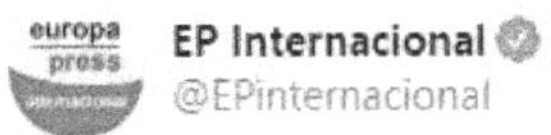

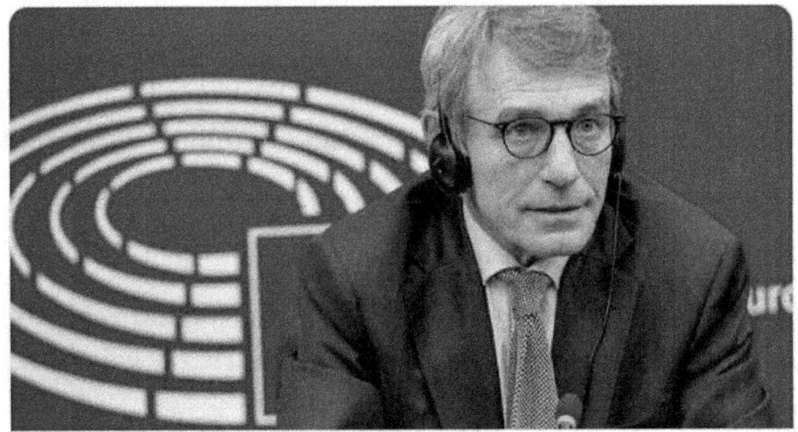

Foto 32 Tweet Il Parlamento Europeo applaude

L'intero Parlamento Europeo applaude il lavoro degli operatori sanitari nei confronti del #coronavirus

Per questo, gli operatori sanitari a essere definiti "eroi" in questa lotta contro la pandemia, e ciò ha scatenato numerose manifestazioni di sostegno per il loro lavoro, che spesso andava oltre il dovere, giacché si esponevano volontariamente al contagio per salvare la vita degli altri. Gli appalusi erano quindi un gesto di gratitudine talmente sentita da coinvolgere addirittura il Parlamento Europeo (@EPinternacional, 2020) (vedi Figura 32).

Un sentimento di gratitudine che non è rimasto confinato in questo gesto simbolico, ma che ha stimolata l'intera collettività a dare una risposta forte e concreta alle situazioni di carenza del materiale protettivo PID e al crescente numero di vittime tra il personale sanitario. Pertanto, tantissime sono state le donazioni da parte di privati, uomini d'affari o assolutamente anonimi, per l'acquisizione di strumentazione specifica e/o protettiva per il personale sanitario, così come università e centri di ricerca hanno fatto grandi sforzi per allestire respiratori, essenziali per il trattamento dei pazienti, e reperendo tutto il materiale necessario per far fronte all'urgenza..

Per ultime, ma non meno importanti, le iniziative spontanee per dare una mano da casa, ad esempio coloro che disponevano di stampanti 3D si sono messi a produrre apparecchiature per gli ospedali come anche mascherine.

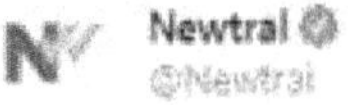

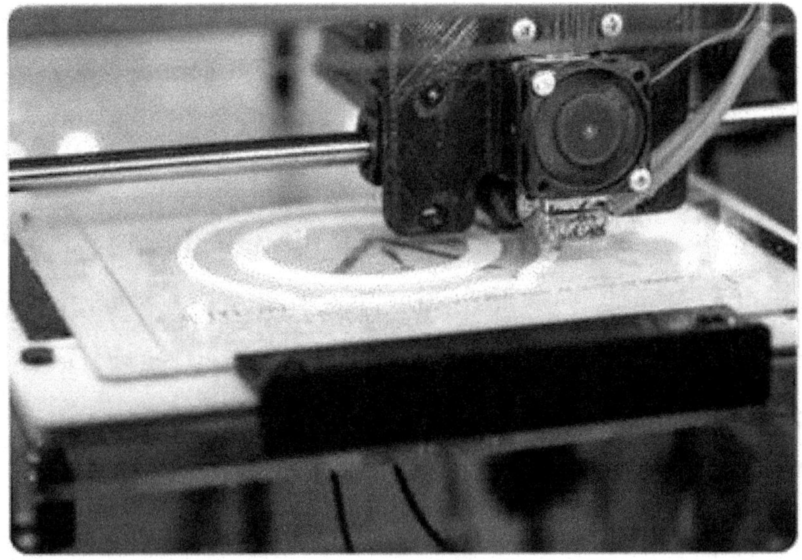

Foto 33 Tweet I volontari stampano in 3D

Mascherine, visiere e perfino respiratori...Migliaia di persone che avevano a disposizione stampanti 3Dsi sono date da fare per fornire al personale sanitario il materiale EPI necessario.

L'intera cittadinanza si è messa a disposizione, spinta dal desiderio di essere utile alla lotta contro il COVID-19 (@Newtral, 2020) (vedi Figura 33).

Chiaramente non tutti i movimenti di massa hanno una natura positiva, ad esempio i famosi assembramenti che tanto incutono timore ai governanti possono accendere focolai di contagio di COVID-19 e mettere a rischio l'intera comunità.

Tuttavia, le azioni collettive rivestono una parte importante nello studio e nell'analisi dei fenomeni sociali, a causa della fondamentale componente psicologica ed emozionale che, nel bene o nel male, fa parte della vita dell'individuo e ne influenza l'intero operato, direttamente o indirettamente. Da qui l'importanza di uno studio mirato, per comprenderne a pieno i processi decisionali.

E' ormai risaputo che i comportamenti irrazionali hanno tutti una componente cognitiva in base alla quale le persone agirebbero diversamente dal solito a seconda delle circostanze e della società di cui fanno parte..

E' possibile scatenare reazioni di massa, alla sorta di un "contagio emotivo", quando si va ad incidere su un sentimento collettivo, positivo o negativo che sia, e facendo leva su emozioni profonde come l'euforia, la rabbia o l'aggressività o, ancora di più, su archetipi inconsci come la collera, la gioia, la tristezza e la paura atavica. Ed è proprio attraverso la paura che si può condizionare l'umanità, mediante il terrorismo del contagio, un sentimento inconsciamente incontrollabile che è alla base degli ultimi assalti, sia fisici che verbali, contro il personale sanitario e i suoi familiari.

Anche a livello personale gli operatori hanno dovuto sostenere forti "pressioni" sotto forma di scritte ingiuriose in spazi pubblici come gli ascensori di un palazzo, in cui gli autori scrivevano che quella persona, sia che lavorasse o meno in un ospedale, era a stretto contatto con i malati COVID-19 e che quindi non era il benvenuto in quell'edificio o in quell'appartamento. E' anche successo che alcuni proprietari di appartamenti non hanno rinnovato il contratto di affitto agli operatori sanitari propri inquilini adducendo motivi di igiene, cosa che ha avuto ripercussioni nefaste sugli individui, costretti spesso a dormire e vivere nel proprio posto di lavoro.

Ci sono stati anche casi, riguardo quegli operatori che si spostavano da casa ogni giorno per recarsi in ospedale per <u>salvare vite umane</u>,, che alcuni cittadini non li abbiano fatti salire sui mezzi pubblici, persino ingiuriandoli, e si citano spiacevoli episodi di danneggiamento di cose private, come le automobili, graffiate o coperte di scritte ingiuriose o intimidatorie ((@FuerzasDelOrden, 2020) (vedi Figura 34).

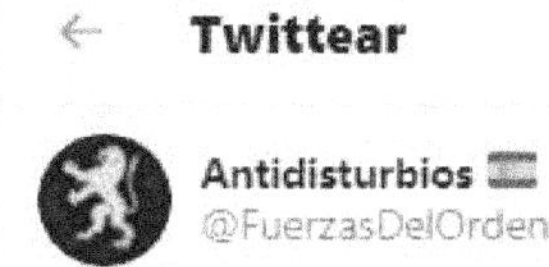

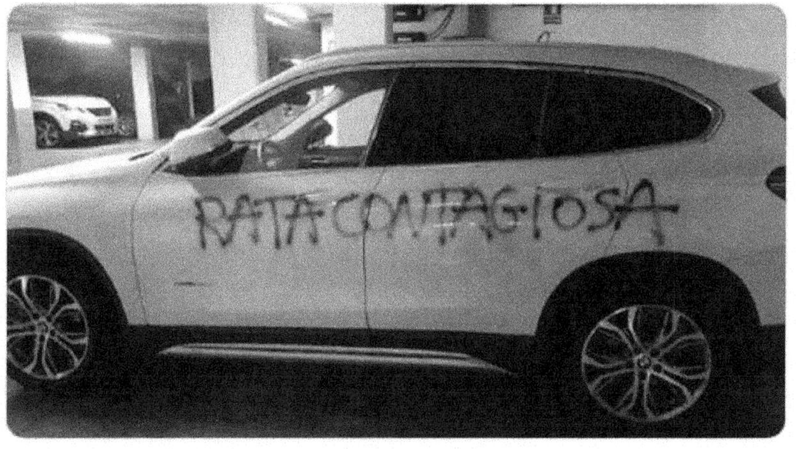

Foto 34 Tweet   Auto di un'operatrice sanitaria ricoperta di scritte

Per fortuna l'autore di questa scritta oltraggiosa sulla macchina di un'operatrice sanitaria su cui è stato scritto "TOPO INFETTO" è stato arrestato.

go.squiddapp.co/n/ElaHP3L via @SquidAppES

Ma nonostante si stia vivendo una situazione di emergenza a causa della pandemia, non si deve dimenticare che la comunità sanitaria negli ultimi anni sta comunque vivendo un rapporto travagliato con i cittadini, e le lamentele di medici e infermieri che ogni giorno affermano di venire maltrattati, ingiuriati e persino malmenati dai pazienti e dai loro parenti, ormai non si contano più.

Una situazione che stranamente non viene neanche segnalata dai media, se non in rari casi, malgrado sia ormai una realtà "storica" che si è esacerbata negli ultimi tempi.

Il General Nursing Council, che ha raccolto i dati di uno studio condotto su 1.623 infermieri in Spagna sulla gravità e sulla frequenza degli attacchi subiti, riferisce che solo 2 infermieri su 10 ne parlano liberamente; 1 su 3 è stato vittima di un attacco fisico e 2 su 3 di ingiurie verbali. Inoltre sembra che gli autori delle violenze sembrano essere per lo più i parenti degli ammalati. (General Nursing Council, 2019).

Una situazione molto simile a quella vissuta dal corpo insegnanti fino a pochi anni fa, e che avveniva specialmente nell'ambito delle classi secondarie, in cui non solo i malcapitati venivano ingiuriati e malmenati, ma anzi si ritrovavano spesso in rete i video delle loro aggressioni, di cui i responsabili addirittura si vantavano.

Oggi, malgrado il reiterarsi di insulti e molestie, soprattutto attraverso i social network e soprattutto all'interno di gruppi privati, la legge sulla privacy ha permesso alle forze dell'Ordine non solo di monitorare questi fenomeni su internet ma anche di proteggere le vittime di tali aggressioni. Ma sebbene i nuovi decreti legislativi, come la legge 1/2015 del 30 marzo, a modifica della legge precedente 10 novembre 1995 del codice penale, hanno stabilito che tali azioni costituiscono reato e che sono punibili con l'arresto, il che è davvero un gran passo in avanti, tali fenomeni di aggressività e rabbia contro i professori non sono terminati.

In Spagna si è verificato un proliferare di Leggi a questo proposito e vari riscontri positivi a livello amministrativo, come è accaduto nella Comunità di Madrid grazie alla legge 2/2010, del 15 giugno, sull'autorità dell'insegnante. Nel frattempo anche altre comunità, come nel caso dell'Andalusia, sono oggi in fase di elaborazione di una legislazione adeguata. (Junta de Andalucía, 2019).

Tra le misure adottate o pianificate, in base alla legislazione specifica di ogni comunità, c'è quella per cui oggi l'aggressione fisica o verbale contro un insegnante è considerato un reato penale equiparabile a quello ai danni di un funzionario pubblico, ad esempio un giudice o un poliziotto nell'esercizio delle sue funzioni, mentre prima era considerata solo un reato civile minore in ambito educativo e limitato ai soli direttori scolastici. o affini.

Ulteriore vittoria è che la testimonianza dell'insegnante oggi ha valore probatorio e gode della presunzione di veridicità, di modo che basta la parola dell'insegnante senza la necessità di richiedere ulteriori prove a sostegno. Spetta poi alla controparte l'onere di dimostrare la propria innocenza.

Inoltre, nel caso di aggressioni fisiche da parte di genitori o tutori, è stata stabilita una multa e persino una pena detentiva. Non solo: nel caso degli alunni minorenni colpevoli di avere danneggiato materiale o strutture scolastiche, i genitori sono condannati al risarcimento totale dei danni.

Indubbiamente un grande progresso in termini di protezione garantita agli insegnanti, che fino a poco fa erano costretti non solo a presentare denuncia alla polizia per le aggressioni subite ma anche fornire tutte le prove del caso.

Tuttavia, in ambito sanitario, sebbene siano stati fatti degli innegabili passi in avanti come la designazione del 12 marzo come **Giornata Europea contro le violenze ai danni degli Operatori Sanitari** ai fini di sensibilizzare la popolazione su questo problema, resta ancora molto da fare per offrire loro una maggiore protezione contro le aggressioni verbali e fisiche, un fenomeno talvolta mediato dalla buona disposizione dimostrata dalle forze dell'Ordine e dagli organi di sicurezza (@OMC_Espana, 2020b) (vedi Figura 35).

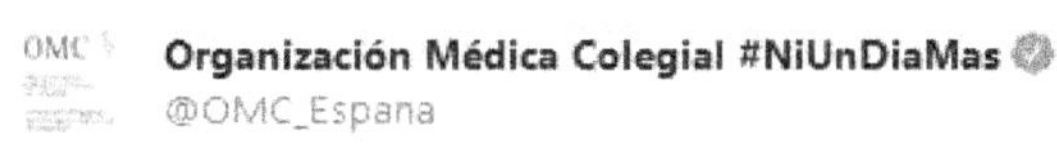

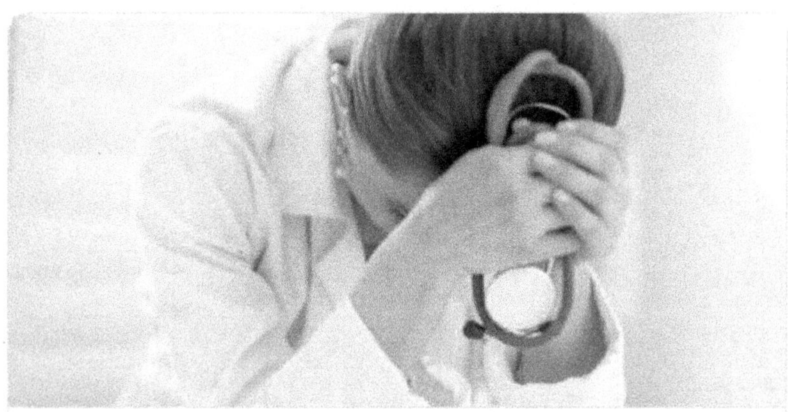

Foto 35 Tweet Violenze contro il Personale Sanitario

Le Forze di Polizia sostengono il Personale Sanitario vittima di violenze e ricordano che una tale condotta è reato penale.

Un tale comportamento costituisce reato e pertanto oggetto di indagini da parte della Polizia. E' per questo motivo che, da parte della Polizia di Stato...*medicosypacientes.com*

Elenco delle foto

CAPITOLO 3. IMPATTO DEL COVID – 19 SUL PERSONALE SANITARIO

Sicuramente il confinamento a casa è stata una delle misure più mediatiche e persino impopolari, soprattutto se si considera che per la prima volta nella storia il governo Cinese ha chiuso una delle sue province, impedendo la libera circolazione dei suoi abitanti e imponendo che rimanessero chiusi a casa con la possibilità di uscirne solo per fare la spesa.

Situazione senza precedenti fino ad oggi, ma giustificata dalle autorità sanitarie come un modo per combattere il contagio da COVID-19 e quindi ridurre la possibilità di infettare la popolazione, una misura che è stata adottata in misura più o meno totale da molti Stati da quando il numero della popolazone mondiale infetta è cresciuto in modo incontrollato, passando da pochi casi a centinaia o migliaia.

Il confinamento in casa era stato già preceduto dalla chiusura dei centri educativi e da un'altra misura, quello dello smart working, che ha fatto sì che ove possibile le persone lavoprassero da casa in modo da ridurre ulteriormente le occasioni di uscire ma nel contempo non abbattendo del tutto l'economia del paese.

All'opposto, mentre la maggioranza della poplazione

veniva confinata in casa, il personale sanitario non solo continuava a lavorare ma anzi ne veniva reclutato di nuovo, per far fronte al numero crescente di contagiati e per evitare il collasso del sistema sanitario nazionale.

Nonostante il fatto che gli operatori non abbiano subito gli effetti della reclusione forzata, tutto il personale era ben consapevole della situazione, in quanto la vivevano quotidinamante i propri parenti e amici che non solo non potevano uscire di casa, ma addirittura in alcuni casi non potevano approbigionarsi di materie prime o sopravvivere, se non erano di quelli che avevano la fortuna di continuare a lavorare telematicamente. In altre parole, il personale sanitario è stato vittima di uno stress doppio, perché da un lato era in ansia per la propria vita, dall'altro come padre/ madre/ figlio viveva la criticità della sua famiglia confinata in casa.

Una situazione che ha danneggiato la salute psico-fisica e mentale degli operatori, e ha influito negativamente anche in ambito lavorativo, soprattutto quando la necessità di doppi turni per carenza di personale lo ha esposto al riswchio di negligenza nell' osservazione di quelle misure atte a impedire il contagio. (@Medicilio, 2020) (vedi Figura 36).

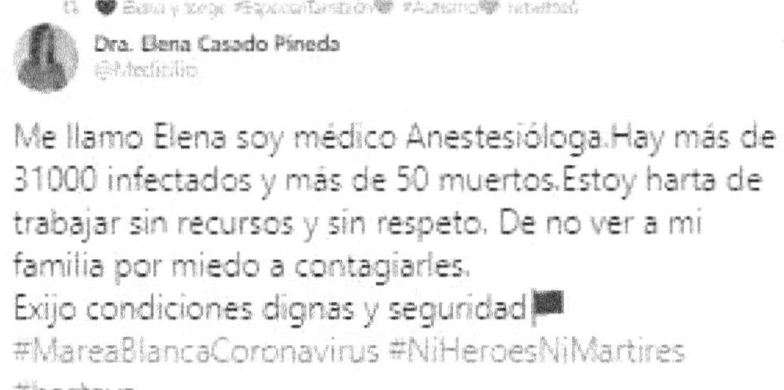

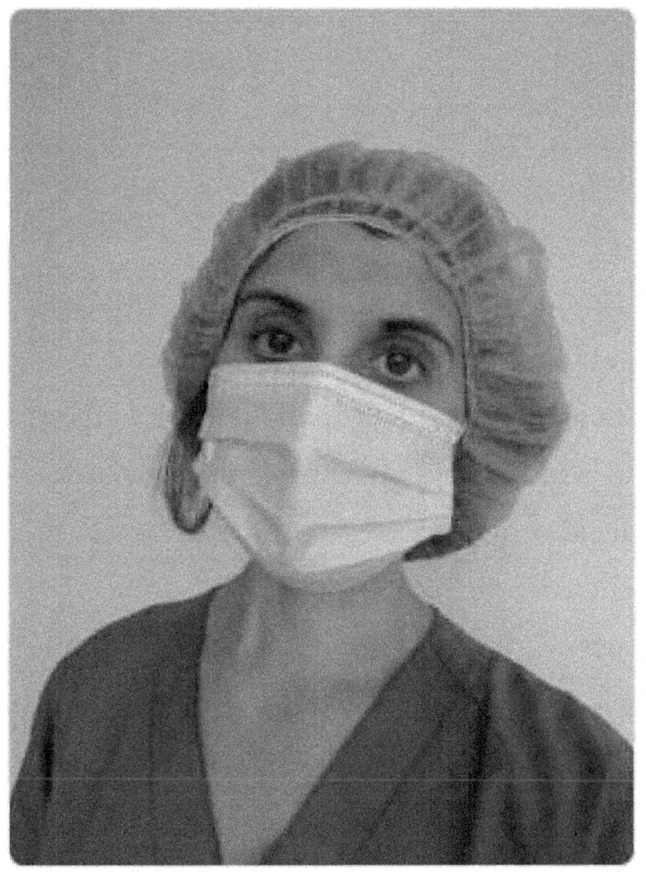

Foto 35 Tweet Rimostranze del personale sanitario

Mi chiamo Elena e sono medico anestesista. Ho dovuto assistere 31000 pazienti contagiati, di cui 50 sono morti. Sono stanca di starmene qui a lavorare senza considerazione nè rispetto. Mi privo perfino di vedere la mia famiglia, per timore di contagiarla. Esigo condizioni dignitose e nella massima sicurezza. #MarenaBlancaCoronvirus #NiHeroesNiMartires #bastaya

La tristezza è uno stato in cui uno smette di sentirsi "pieno" o almeno "normale", ed è considerata come una delle emozioni di base, insieme alla felicità o alla paura. Ci sono molte ragioni che possono generare tristezza, dalla perdita di una persona cara, al non aver raggiunto l'obiettivo desiderato.

La depressione, in base alla sua origine, può essere distinta tra esogena ed endogena. Nel primo caso, tale depressione si originerebbe da eventi "negativi" esterni che la persona subisce e che influenzano il suo umore, ad esempio, un forte trauma a causa della perdita di una persona cara, in quanto la tristezza perdura anche oltre il periodo del lutto stretto.

Nella sintomatologia indotta dalla depressione troviamo il senso di colpa, la disperazione e il senso d'impotenza, oltre ai pensieri negativi. Si ripostano anche un aumento della sensibilità al dolore, con disagio persistente, problemi digestivi, affaticamento, irritabilità, perdita di interesse per ciò che prima costituiva motivo di piacere, difficoltà di concentrazione e disturbi del sonno. Ma qual è l'impatto economico della depressione nello Stato ai primi posti nella classifica mondiale per numero di abitanti che soffre di depressione?

Questo è esattamente ciò che un'indagine condotta congiuntamente dall'Istituto di epidemiologia, medicina sociale e ricerca sui sistemi sanitari della facoltà di medicina di Hannover ha cercato di scoprire, unitamente all'Institute of General Practice presso la Goethe University di Francoforte e l'Istituto di medicina generale e medicina di famiglia dell'Università di Friedrich-Schiller Jena (Germania) (Krauth et al., 2014).

Lo studio ha coinvolto 70 medici della rete sanitaria Tedesca, che hanno effettuato una valutazione dei loro pazienti con diagnosi di depressione, mediante consenso informato e facendosi firmare la loro adesione al test , per un totale di 626 i pazienti, di cui il 75,7% erano donne.

Cinque erano i dati individuali da considerare: la terapia farmacologica, il resoconto delle visite da parte del medico curante e dello specialista, il programma psicoterapeutico eventualmente seguito e il numero di ricoveri, i cui costi sono stati ricavati da tabelle standard provenienti dall'Ufficio federale di statistica.

Per verificare l'evoluzione della spesa nel tempo, tre i periodi indicati: quello inerente al consenso informato al test, il secondo a distanza di sei mesi e l'ultimo un anno dopo l'inizio dello studio.

I risultati hanno evidenziato che il costo medio per paziente affetto da depressione cronica nell'ambito di un anno era di € 3.813, senza differenze significative in base al sesso, malgrado i ¾ dei partecipanti fossero donne..

Su larga scala e applicando gli stessi dati sul numero totale di pazienti affetti dalla stessa patologia in Germania, si arriva ad una spesa annuale globale di 15,6 miliardi di euro.

Una cifra che agli AA. dello studio sembra essere eccessiva, nonostante il fatto che la depressione cronica sia la patologia più frequente tra la popolazione Tedesca; quindi essi suggeriscono di mettere a punto celermente misure concrete per la diagnosi precoce della depressione, ossia migliori tecniche strumentali e/o terapeutiche atte a ridurre il numero di visite e il costo totale delle cure assistenziali.

Sebbene i risultati siano esaurienti, non chiariscono se iltrattamento anti-stress costi allo Stato più o meno costoso di altri trattamento per la cura delle malattie mentali o simili, quindi la stima della spesa, e se essa sia eccessiva o no, è assolutamente relativanon e non può essere stimata in maniera adeguata. Tuttavia, lo studio dimostra che essa non è comunque una spesa accessoria, non solo a livello economico ma anche per i danni sociali che ne derivano.

Quindi, chiarito tale aspetto, resta da sottolineare che, malgrado il personale sanitario sia addentro al problema e sia consapevole delle conseguenze nefaste dello stress emotivo, a volte stenta a riconoscerne o accettarne i sintomi e quindi non sempre si reca da uno psicologo o da uno psichiatra per farsi aiutare. Ciò per vari motivi: in primis perché spesso le persone, anche gli specialisti del settore, tendono a sottovalutare i sintomi sulla propria persona, e in secundis c'è sicuramente una matrice culturale in questo, in quanto non in tutte le società c'è l'abitudine di recarsi dallo psicologo ciclicamente, anzi in alcuni paesi una persona che si reca dallo psicologo è guardata con sospetto, soprattutto se in quel contesto sociale il binomio psicologo-malattia mentale è fortemente radicato tra la popolazione.

Una resistenza alla richiesta di aiuto che può essere osservata tra i diversi gruppi di professionisti, come dimostrato dai risultati di un'indagine condotta dalla Iowa State University insieme alla Aubum University (Heath, Seidman, Vogel, Cornish e Wade, 2017) .

Hanno partecipato allo studio 271 militari, di età compresa tra 24 e 38 anni, l'80% dei quali professionisti in carriera. Tutti hanno dovuto compilare il modulo per la scala dei conflitti sul ruolo di genere (Wester, Vogel, O'Neil e Danforth, 2012) per valutarne il carico emotivo, gli esami psicoòfisici di routine (Barkham et al., 2013) per valutare i sintomi associati allo stress, e la scala dell'autosigma della ricerca di aiuto (Vogel, Wade e Haake, 2006) per valutare appunto la disponibilità a farsi aiutare a livello psicologico.

I risultati indicano che coloro che soffrono di alti livelli di ansia e di uno stato emozionale alterato in genere si recano dallo psicologo. Quelli invece che vivono situazioni meno stressanti e in cui la componente emozionale non è compromessa appaiono più riluttanti a recarsi da uno psicologo. Trasportando tali premesse sul personale sanitario si osserva più o meno la stessa cosa: quando i livelli di stress sono alti e difficili da gestire, allora gli operatori tendono a ricercare un supporto psicologico, ma se il carico appare tollerabile no.

Proprio per venire incontro alle richieste di aiuto da parte del personale sanitario, le Commissioni Psicologiche Ufficiali hanno indetto un servizio telefonico gratuito atto a supportare gli operatori che ne hanno bisogno. (@ColEnferMalaga, 2020) (vedi Figura 37).

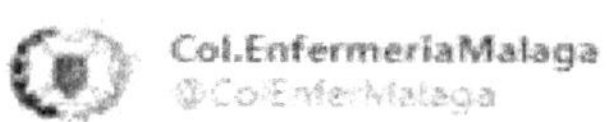

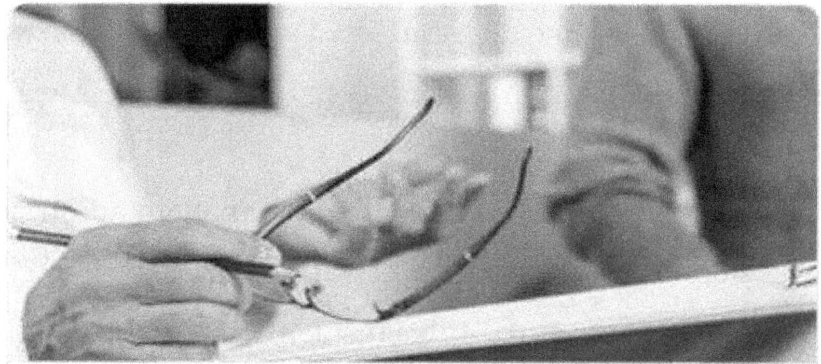

Foto 37 Tweet Supporto telefonico per il personale sanitario

La @COPORIENTAL mette disposizione degli operatori sanitari che ne hanno bisogno un servizio telefonico gratuito dedicato.

La Commissione di Psicologia dell'Andalusia Orientale mette a disposizione degli operatori sanitari un servizio telefonico gratuito per il supporto psicologico.

Malgrado l'esistenza di questo servizio telefonico gratuito è proibabile che non tutti gli operatori ne franno ricorso, perché malgrado le numerose campagne di sensibilizzazione rivolte agli operatori riguardo l'importanza di un sostegno psicologico ad hoc, la società è ancora restia ad utilizzarlo. Per comprendere meglio i motivi di un tale comportamento è nato uno studio condotto congiuntamente dall'Agenzia per le relazioni del Territorio del Nord dell'Australia presso la Charles Darwin University e la Federation University (Australia) (Alexi & Kathleen A. Moore, 2016).

Lo studio ha meso a confronto due campioni adulti per popolazione, la anglosassone e la greca (rispettivamente con 8 e 9 partecipanti), tutti residenti in Australia, che hanno superato un'intervista semi-strutturatariguardo il modo in cui essi vedessero i problemi psicologici e se fossero aperti o meno alle visite di supporto psicologico; le loro risposte sono state poi accuratamente classificate e analizzate.

I risultati mostrano che gli anglosassoni hanno meno problemi quando si tratta di rivolgersi a uno psicologo, mentre i Greci cercano aiuto in maniera meno formale, ad esempio rivolgendosi a un prete. Un comportamento assolutamente conforme alla cultura dei due paesi nei confronti delle malattie mentali, più aperto nei paesi anglosassoni, molto più travagliato in quelli mediterranei, in questo caso Greco, ove la persona che si reca da uno psicologo viene ancora vista con sospetto ed è oggetto di chiacchiere e pettegolezzi.

Come affermano gli autori, c'è ancora molto lavoro da fare per sensibilizzare l'opinione pubblica sulla normalità del chiedere un supporto psicologico, soprattutto se si considera che negli ultimi dieci anni c'è stato un aumento significativo dei problemi di natura psichiatrica, anche tra il personale sanitario, come segnalato più volte dall'OMS. Pertanto, è necessario che la popolazione sia più consapevole del carico emotivo a cui è sottoposto un operatore sanitario e cominci a guardare con meno sospetto chi si reca da uno psicologo per farsi aiutare..

E' fondamentale che gli operatori sanitari, oltre a assistere e prendersi cura dei pazienti, si prendano cura anche di se stessi, al fine di non piombare in uno stato ansioso o nell'esaurimento nervoso con i gravi sintomi che ne derivano come stanchezza eccessiva, depersonalizzazione e problemi di auto-stima, da non confondersi con i sintomi della depressione vera e propria che sono il pianto facile, la disperazione, il senso di colpa, i disturbi del sonno, i sintomi psico-somatici, i pensieri suicidi, il grave affaticamento e l'irritabilità. A questo punto sorge spontanea la domanda: ma in che modo lo stress incide sulla salute dell'individuo?

Questo è ciò a cui la School of Experimental Psychology dell'Università di Bristol (Inghilterra) (Thomson, 2014) ha cercato di rispondere, mediante uno studio a cui hanno partecipato 1413 persone, di cui 785 avevano sofferto di depressione (480 endogeni e 205 reattivi), con età media tra i 44 e i 58 anni, e di cui il 67,7% erano donne. Come gruppo di controllo, sono stati utilizzati i dati del Registro del National Health Service (in Inghilterra), da cui sono statei attinti i dati riguardanti il numero di infarti e il tasso di sopravvivenza delle persone della stessa età.

I risultati hanno evidenziato che sui maschi i problemi di stress tendono ad avere effetti fatali sull'attività cardiaca, ma solo in quei casi di depressione in cui i pazienti soffrivano di depressione endogena; motivo per cui si può concludere che la depressione non è un problema da ignorare o sottovalutare nell'ambito del personale sanitario perché può avere effetti deleteri sulla salute dell'individuo e può accorciarne drasticamente la vita se non si riceve un supporto adeguato, in particolare in seguito ad esperienze drammatiche come la morte di un paziente. (@psiquiatriacom, 2020) (vedere la Figura 38).

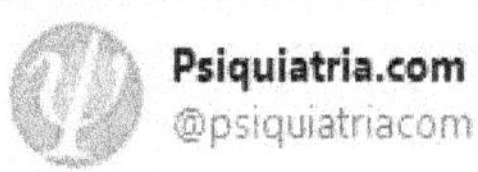

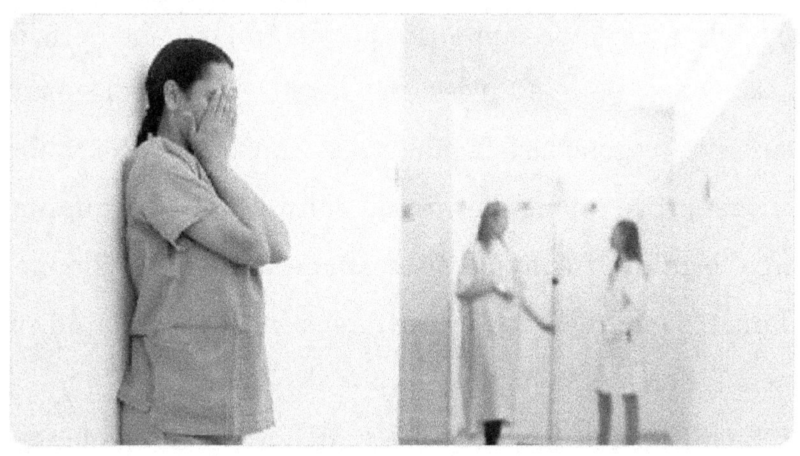

Foto 38 Tweet Infermiera che piange

Le ho detto: "Andrà tutto bene!" ma non è stato così.

Allora sono scesa in strada e sono scoppiata a piangere.

Ow.ly/nXZt30qvWlr

Sintomi di ansia nell'ambito del personale sanitario

Nell'ambito della giornata, diverse sono le situazioni che richiedono la massima attenzione e a cui si deve reagire nel miglior modo possibile, sia perché impongono decisioni veloci sia perchè possono essere particolarmente oppressive e generare in noi stress. Lo stress accumulato può generare anche danni alla salute, a medio quanto a lungo termine, tuttavia esiste anche uno stress "buono", chiamato eustrés., che a breve termine ci stimola ad una resa migliore e a lavorare con più attenzione.

La differenza tra "buono" o "cattivo" non dipende tanto dal carico sull'individuo, ma quanto un dato stimolo permanga nel tempo: quindi, una situazione considerata "positiva" o "stimolante" e in grado di aumentare la nostra capacità di reazione (show off) ci fa bene e ci permette di raggiungere risultanti strabilianti. Tuttavia, anche una situazione motivante alla lunga può diventare fonte di stress in quanto esaurisce le nostre risorse, e può scivolare nella Sindrome da adattamento generale (Selye, 1946). Se essa perdura indefinitamente può addirittura diventare "opprimente" e farci ammalare. L'intero processo della sindrome si articola in tre fasi:

- L'allarme iniziale o di reazione, che si verifica nel momento in cui appare lo stimolo o la situazione stressante, a cui il corpo deve prepararsi a rispondere.

- Quello della resistenza o dell'adattamento, in cui viene avviato il meccanismo surrenalico di ipofisi ipotalamica (H.H.A.), atto a rispondere allo stato di stress. Se dopo un po' lo stimolo scompare, l'organismo tenderà a una "disattivazione" del meccanismo mediante un processo di feedback negativo, utilizzando lo stesso percorso HHA, in modo che il cortisolo prodotto dalle ghiandole surrenali inibisca la produzione di corticotropina dalla ghiandola pituitaria e ciò disattiverà l'asse HHA, ripristinando i livelli ormonali dello stato iniziale. All'opposto, se lo stimolo stressante perdura nel tempo, l'organismo passerà alla fase successiva.

- Esaurimento nervoso, dovuto al fatto che le risorse del corpo sono limitate e disponibili per un breve periodo, dopo di che l'organismo va in rosso e ciò farà piombare l'individuo in uno stato di stanchezza cronica, con tutte le conseguenze del caso e il coinvolgimento di molti altri sistemi, fino al manifestarsi di una patologia vera e propria.

Pertanto, lo stress a medio termine si manifesterà con una specifica patologia, come dolore muscolare, disturbi del sonno e dell'umore e immunodeficienza; mentre lo stress cronico avrà effetti molto più gravi, come disturbi digestivi che possono portare a ulcere e diarrea, obesità dovuta a un aumento dell'appetito e tenedenza al diabete, indebolimento del sistema immunitario, maggiore esposizione a infezioni e raffreddori, perdita di memoria e di motivazione, sonno incontrollato e umore alterato; nonchè ipertenzione arteriosa e tachicardia, accumulo di colesterolo e trigliceridi nel sangue, con l' alto rischio di malattie cardiache e ictus.

A livello psicologico, la tossicità di livelli elevati di cortisolo nel cervello in fase acuta si riversa su alcune strutture neuronali specifiche, come l'ippocampo, con la conseguenza di prestazioni cognitive peggiori e difficoltà nell'apprendimento. Aggraverà anche una sintomatologia pregressa, ad esempio nel caso della schizofrenia alti livelli di cortisolo peggiorano la sintomatologia psicotica.

L'analisi dell'asse H.H.A (talamico-ipofisaria). pertanto ci fornirà informazioni esaurienti sul funzionento dell'organismo, se esso si trova in situazioni di stress o no, e di come risponde ad esso. Se i livelli ormonali risulteranno nella norma la risposta di adattamento dell'organismo sarà coerenta e adeguata allo stimolo; viceversa, se i livelli di cortisolo nel sangue sono eccessivamente elevati significa che lo stress accumulato è superiore a quello che l'organismo può tollerare, e ciò potrà portare nel tempo a patologie specifiche.

Ciò è dovuto allo stretto rapporto tra i sistemi

immunitario e psicologico, ove il buon funzionamento del primo garantisce adeguate difese nei confronti delle infezioni e delle malattie e permetterà al secondo di mantenersi integro. Relazione mediata dal tipo di personalità dell'individuo; per cui gli individui con personalità di tipo A, che sono particolarmente competitivi, aggressivi e particolarmente sensibili allo avranno maggiori possibilità di soffrire di alcune patologie cardiache, che possono portare a stati di degenerazione del muscolo cardiaco quanto all'infarto, con una notevole riduzione delle aspettative di vita.

Al contrario, le personalità di tipo B che hanno un'indole tranquilla e pacifica, estremamente creativa e cooperativa ma anche capace, una personalità che di base sembri "proteggere" l'organismo dallo stress, soffriranno molto meno di problemi cardiaci e di altre patologie inerenti rispetto agli individui di tipo A.

Questi sono i tipi di personalità universalmente riconosciuti: ma studi recenti hanno dimostrato che ne esistono altre due, non meno interessanti.

La personalità di tipo C, estremamente estroversae in grado di esprimere le proprie emozioni e di vivere positivamente gli stati negativi o anche di nasconderli a se stessi, soffriranno particolrmente di reumatismi, infezioni, allergiem malattie della pelle e cancro.

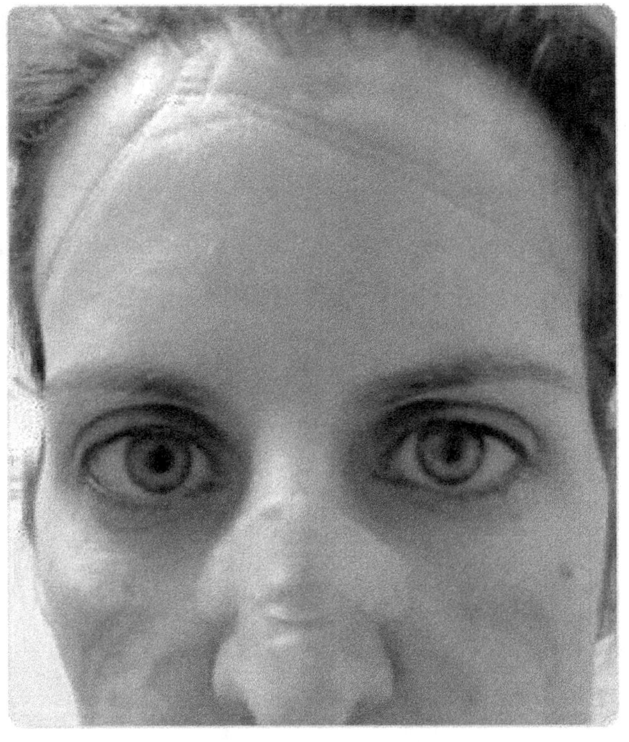

Foto 39 Tweet Ansia in un'infermiera

Siamo diventate vittime del nostro lavoro e senza mezzi.

E abbiamo pagato con la nostra salute. Ansia e paure.

#BastaYa *#NiheroesNiMartires*

#MareaBlancaCoronavirus

E poi c'è la personalità di tipo D, che in genere sono perenemmente depressi e hanno uno scarso sentimento di auto-stima, con basse capacità di reazione agli stimoli esterni e allo stress. Essi inoltre vivono una sorta di "dissociazione" tra il mondo emotivo e quello razionale, il che li rende più sensibili alle patologie psico-somatiche. E' quindi evidente operare un auto-controllo dei propri livelli di ansia e di stress, in maniera coerenta al proprio tipo di personalità. (@ 2010Asuka2010, 2020) (vedi Figura 39).

Problemi di sonno tra il personale sanitario

È ormai risaputo che, una volta terinata l'infanzia in cui si tende a dormire di più diq quanto siamo svegli, il corpo umano si stabilizza sulle 8 ore per il resto della sua vita.

Purtroppo non sempre si ha la possibilità di dormire 8 ore senza interruzioni il che, a lungo andare, può generare un"debito di sonno", in special modo nell'ambito del personale sanitario per via dei turni troppo lunghi e continuativi o a causa dei risvegli improvvisi in seguito a emergenze sanitarie. Se questo debito non viene colmato con un bel sonno risoratore i suoi effetti deleteri sull'individuo potranno provocare tutta una serie di sintomi nefasti sull'equilibrio psico- fisico e sulla capacità di relazione dell'individuo. Pertanto, si soffrirà di stanchezza cronica e di una maggiore sensibilità alle malattie, poiché il sistema immunitario si ricarica durante il sonno e riacquista il proprio equilibrio. Tali effetti potranno generare carenza di attenzione con aumento progressivo della possibilità di incidenti sul lavoro; parimenti, la capacità di concentrazione calerà progressivamente, portando alla comparsa di una capacità di pensiero superficiale e poco coerente.

Anche la capacità relazionale ne risulterà danneggiata, poichè si tenderà a scaricare lo stress accumulato per la mancanza di sonno sugli altri, con atteggiamenti aggressivi e poco tolleranti; oppure, all'opposto, ci si sentirà troppo stanchi e poco motivati per stare con gli altri, con conseguente isolamento e senso di solitudine.

I classici esperimenti sulla privazione del sonno mostrano invece gli effetti devastanti sull'attenzione, le prestazioni e altre funzioni cognitive come l'apprendimento, con gravi rischi sulla salute mentale della persona, che dopo vari giorni senza chiudere occhio appare stanca e sfinita, con momenti oscillanti tra l'irritabilità e l' euforia, pervasa da pensieri paranoici che possono degradare fino alla psicosi,l e tutto ciò solo per il fatto che non ha dormito a sufficienza..

Allo stesso modo, la privazione del sonno avrà un effetto importante sul processo decisionale, secondo lo studio condotto dal Sleep Research Centre dell'Università di Loughborough (Inghilterra) (Horne, 2012).

Ciò è stato dimostrato da esperimenti riguardanti il processo decisionale sui guadagni futuri, come ad esempio la tecnica chiamata Iowa Gambling Task (Buelow & Suhr, 2009) attraverso cui è possibile misurare la capacità nelle decisioni adottate, in base a variabili stabilite dallo sperimentatore, di guadagnare o perdere soldi in ogni fase del test. I risultati si misurano semplicemente in grande o piccolo guadagno, grande o piccola perdita.

La prima volta si misurano le performance dell'individuo in condizioni normali. La seconda volta dopo la privazione di alcune ore di sonno, in genere circa 24 , ossia si misura quanto un'intera giornata senza dormire possa influire negativamente sul processo decisionale quando si è impegnati a far soldi..

Gli studi condotti dalla Divisione Neuropsichiatria del Walter Reed Armed Research Institute; il Maryland Center for Psychiatric Studies; il Dipartimento di Psichiatria dell'Università del Maryland; il Dipartimento di Radiologia della School of Medicine e il Dipartimento di Scienze della salute ambientale della School of Public Health and Hygiene del Johns Hopkins Institute of Medicine (USA) insieme al Rotman Research Institute e all'Università di Toronto (Canada) (Colten & Altevogt, 2006) indicano che una privazione di 49 ore induce i partecipanti a prendere decisioni troppo rischiose, alla stregua di una persona che abbia subito lesioni nella corteccia prefrontale ventrale.

Cioè, la mancanza di sonno non solo ridurrà le capacità cognitive, ma influenzerà negativamente anche l'emozionalità e danneggerà il sistema immunitario, e condurrà l'individuo a prendere decisioni del tutto "sbagliate", quindi l'importanza di dormire di base almeno

8 ore al giorno sembra essere prioritaria.

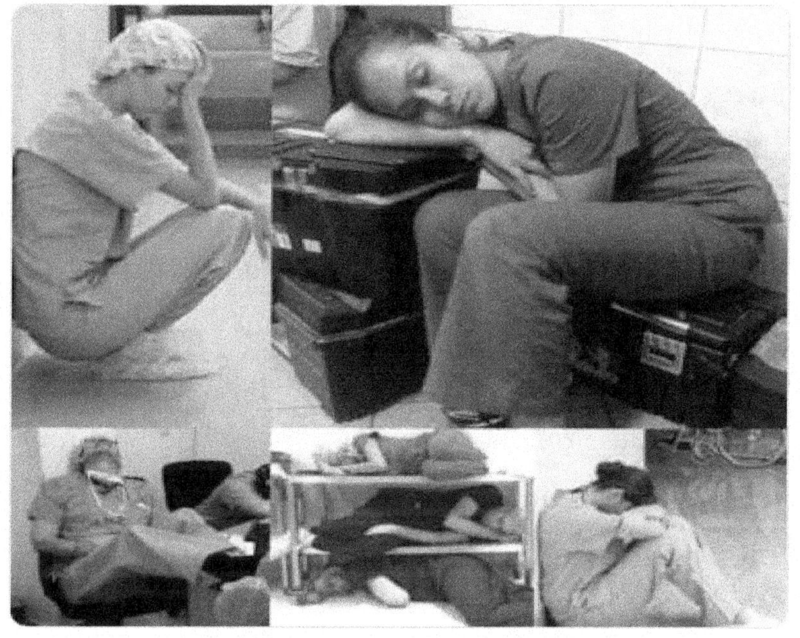

Foto 40 Infermiera che dorme

I medici Italiani stanno facendo un lavoro massacrante nel tentativo di prendersi cura dell'enorme numero di contagiati dal Coronavirus che sta flagellando l'intero paese. A causa della inevitabile mancanza di sonno alcuni di loro riferiscono di essersi infettati mediante contatto con i loro pazienti.

Un aspetto sottovalutato da molti operatori sanitari, che spesso non dormono a sufficienza pensando di non averne bisogno e di essere in grado di occuparsi comunque dei loro pazienti; ma questo comportamento errato a lungo andare potrà far scivolare l'individuo nell'esaurimento nervoso dal momento che, come abbiamo visto, le risosrse del corpo umano sono limitate e hanno bisogno di essere reintegrate, sia in termini di cibo che di riposo..

Un aspetto da non trascurare durante l'organizzazione dei turni, che devono essere programmati in modo da consentire al personale sanitario di lavorare nel modo più sereno ed efficiente possibile e non penalizzando le ore di sonno, poiché la loro mancanza potrebbe condurre l'operatore a prendere decisioni sbagliate in ambito lavorativo, mettendo a rischio se stesso e gli altri. (@ElLiberalDiario, 2020) (vedi Figura 40).

Se parliamo del ruolo dello stress sull'emotività e delle sue conseguenze sul corpo, dobbiamo riferirci alla resilienza, che negli ultimi anni è diventata un concetto chiave della psicologia, intesa come il modo di affrontare la vita.

Il termine resilienza è stato coniato sull'esperienza di soggetti sopravvissuti a situazioni estreme, come ad esempio i campi di concentramento durante la seconda guerra mondiale, ove si cercò di analizzare i motivi per cui alcuni, in seguito a quell'esperienza traumatica, erano riusciti a "rifarsi una vita" e altri no, malgrado tutti avessero vissuti momenti devastanti per la loro esistenza e i medesimi orrori della guerra. Dall'analisi dei risultati e delle testimonianze emersero nuove metodologie, come ad esempio la logopedia da parte di Víctor Frankl, che la definì come un metodo ottimale per superare tali traumi e la organizzò in un "metodo" efficace atto ad aiutare l'individuo nel caso di eventi estremi, (Frankl, 2014) concordamente con il carattere e la personalità dell'individuo e del suo modo di rapportarsi con la vita. Attualmente, tale metodo terapeutico viene utilizzato non solo per supportare coloro che hanno vissuto situazioni particolari, ma anche per aiutare l'individuo a superare le difficoltà quotidiane della vita, mediante lo stimolo di quelle capacità di recupero insite in ognuno di noi..

La resilienza è quindi una capacità che può essere appresa e sviluppata e che ha un ruolo fondamentale nella protezione psico-fisica dell'individuo, in quanto ognuno di noi è esposto allo stress quotidiano, ma con un adeguato sviluppo della resilienza si può imparare a superare ottimamente anche i momenti particolarmente difficili..

Come abbiamo visto, il personale sanitario è esposto a livelli elevati di stress, frustrazione e persino alla depressione, oltre ad essere spesso oggetto di maltrattamenti e aggressioni da parte del paziente e della sua famiglia; pertanto, è necessario comprendere l'importanza della resilienza, una capacità fondamentale in caso di stress perché è quella che aiuta l'individuo ad adattarsi positivamente alle avversità. Ma, nel caso di una pandemia, che ruolo esercita la resilienza nell'ambito del personale sanitario?

A questo proposito è stato condotto uno studio dalla Duke University School uniamente alla Nanyang University of Technology e al National Institute of Mental Health (Singapore) (Chang, Neo e Fung, 2015).

Per verificare il ruolo della resilienza tra gli operatori sanitari in situazioni di stress elevato, ne sono stati selezionati alcuni tra quelli che correvano maggiori rischi, in quanto dovevano occuparsi dei pazienti più contagiosi, quelli che non era possibile avvicinare senza le debite misure di protezione per non infettarsi; insomma il personale infermieristico che si è trovato in prima linea durante emergenze simili a quella del Coronavirus. Sono state condotti due studi su questo personale e le loro famiglie: nel primo sono stati analizzati 30 infermieri di età compresa tra 30 e 56 anni e una media di 10 anni di servizio, che sono stati sottoposti a un colloquio semi-strutturato per verificare il loro livello di stress e la loro esperienza di lavoro con la SARS (acronimo in inglese per sindrome respiratoria acuta grave).

I risultati sono stati classificati in base alla terminologia tipica del personale infermieristico, al fine di comprendere meglio il loro modo di pensare.

111 infermieri e 78 dei loro parenti hanno partecipato al secondo studio. Tutti sono stati sottoposti a tre test: una scala di resilienza familiare, una scala di resilienza personale e un terzo sul modo in cui percepivano il proprio stato di salute.

I risultati del primo test hanno evidenziato che tutti gli infermieri erano animati da un profondo spirito di sacrificio nei confronti delle loro famiglie, con una buona capacità di gestione delle proprie emozioni e forti convinzioni religiose. Tutti fattori che fanno parte della resilienza

I risultati del secondo test hanno aggiunto particolari importanti sulla capacità di resilienza in ambito familiare, la capacità di gestire le proprie emozioni e il sentimento religioso, integrando e ampliando i risultati del primo.

In tal modo, è stato possibile determinare che la resilienza personale può essere prevista e misurata partendo da quella manifestata in ambito familiare, cioè l'operatore sarà tanto più in grado di resistere e gestire i momenti di difficoltà in ambito lavorativo quanto più è abituato e motivato a farlo nella propria famiglia.

Ciò che questo studio aiuta a capire è che la resilienza si apprende e si affina nel proprio ambito familiare ma che comunque non è sufficiente a preparare l'individuo alle difficoltà della vita. E' necessario operare anche sull'intelligenza emotiva, sul sentimento di auto-stima e sulla spiritualità per far sì che, in età adulta, l'individuo sia pronto ad affrontare in maniera coerente le avversità.

Quindi quei bambini che, fin dalla nascita, vivranno in una famiglia resiliente saranno quelli più pronti a superare la sconfitta dell'insuccesso, interpretandola come un'opportunità per la propria crescita e preparandosi a diventare in tal modo adulti vincenti. Da qui l'importanza che i genitori imparino sulle propria pelle la resilienza, così da poterla poi comunicare ai loro figli , aiutandoli a diventare adulti in grado di gestire e controllare il proprio futuro.

Tweets di riferimento

@2010Asuka2010. (2020). Asuka en Twitter: "Lidia enfermera.Hemos tenido que abrir uvis a la carrera y sin medios.Pagandolo con nuestra salud.Ansiedad y miedos. #BastaYa #NiHeroesNiMartires #MareaBlancaCoronavirus https://t.co/OWnhHKuphh" / Twitter. Retrieved April 26, 2020, from Twitter website: https://twitter.com/2010Asuka2010/status/1254506883475542017

@Al_Jauregui_HVH. (2020). Albert Jauregui en Twitter: "Desde que era estudiante de medicina he sentido admiración por el colectivo de #enfermeria. Pero en éstos días de crisis por el #COVID19 me he dado cuenta de algo más. Los médicos curamos a los pacientes, pero #enfermeria es q. Retrieved April 20, 2020, from Twitter website: https://twitter.com/Al_Jauregui_HVH/status/1250872798349844484

@AUGC_Comunica. (2020). AUGC Guardia Civil en Twitter: "El Ejército español monta un hospital de campaña en 48 horas con 5.500 camas en el IFEMA." Retrieved April 15, 2020, from Twitter website: https://twitter.com/AUGC_Comunica/status/1242019038819221505

@Bastayamalaga2. (2020). Bastayamalaga en Twitter: 34 médicos han muerto en España por #Covid_19. Queremos rendir homenaje a todos ellos. DEP. Retrieved April 27, 2020, from Twitter website: https://twitter.com/Bastayamalaga2/status/1253378397755060226

@CholutecaH. (2020). Choluteca Hoy en Twitter: "Al menos la mitad del pueblo podría estar contagiado por ir a un entierro." Retrieved April 19, 2020, from Twitter website: https://twitter.com/CholutecaH/status/1251296885907881984

@ColEnferMalaga. (2020). Col.EnfermeriaMalaga en Twitter: "El @COPORIENTAL pone a disposición de los profesionales sanitarios andaluces un teléfono gratuito para aquellos que necesiten de atención psicológica. ☎ 851 00 520 #COEMálaga #enfermerasMálaga #COPAO https://t.co/mPJGuWz. Retrieved April 26, 2020, from Twitter website: https://twitter.com/ColEnferMalaga/status/1242072467583250433

@CSIC. (2020). CSIC en Twitter: "El nuevo #coronavirus se llama SARS-CoV-2 y la enfermedad que causa es la COVID-19 (Coronavirus Disease 2019). En la imagen, virus de la familia Coronaviridae, a la que pertenece el nuevo coronavirus. (Foto tomada por el virólogo Luis En. Retrieved April 4, 2020, from https://twitter.com/CSIC/status/1236045267947970561

@ElLiberalDiario. (2020). El Liberal Diario en Twitter: Enorme trabajo están realizando los médicos italianos intentando contener la enorme cantidad de infectados que provocó el Coronavirus en el país. Días sin dormir han pasado algunos y otros, lamentablemente, se han inf.

Retrieved April 27, 2020, from Twitter website: https://twitter.com/ElLiberalDiario/status/1239009235280814080

@EPinternacional. (2020). EP Internacional en Twitter: "El pleno del Parlamento Europeo se suma al aplauso a los trabajadores sanitarios frente al #coronavirus https://t.co/7WGSPF3aDR" / Twitter. Retrieved April 21, 2020, from Twitter website: https://twitter.com/EPinternacional/status/1250867355246264320

@estrelladigital. (2020). estrelladigital.es en Twitter: "Madrid ha iniciado la reincorporación de médicos jubilados menores de 70 años, la contratación de aprobados sin plaza en el MIR, así como de alumnos de último curso de Medicina y de Enfermería entre otras medidas https://t. Retrieved April 15, 2020, from Twitter website: https://twitter.com/estrelladigital/status/1240756201446612996

@FuerzasDelOrden. (2020). Antidisturbios ?? en Twitter: "Identificado el hombre que pintó 'rata contagiosa' en el coche de una sanitaria ??? https://t.co/zz5TmtXq3W via @SquidAppES https://t.co/NR6toDdhwx" / Twitter. Retrieved April 18, 2020, from Twitter website: https://twitter.com/FuerzasDelOrden/status/1251237047752327171

@isanidad. (2020). iSanidad en Twitter: "Sanidad cancela los congresos y encuentros de profesionales sanitarios por el coronavirus @sanidadgob @salvadorilla #Coronavirus https://t.co/57i6xfDxnV" / Twitter. Retrieved April 15, 2020, from Twitter website: https://twitter.com/isanidad/status/1235127894814396418

@JLo_RxM. (2020). Chogüe🍀 en Twitter: "Los Médicos y enfermeros han atendido a los infectados con su indumentaria habitual del hospital. La situación y la gravedad de este virus tan violentamente infeccioso o contagioso obligaba a equiparse con indumentaria especial y esp. Retrieved April 16, 2020, from Twitter website: https://twitter.com/JLo_RxM/status/1249489139948326913

@Medicilio. (2020). Dra. Elena Casado Pineda en Twitter: "Me llamo Elena soy médico Anestesióloga.Hay más de 31000 infectados y más de 50 muertos.Estoy harta de trabajar sin recursos y sin respeto. De no ver a mi familia por miedo a contagiarles. Exijo condiciones dignas y s. Retrieved April 26, 2020, from Twitter website: https://twitter.com/Medicilio/status/1254478344315441156

@moedetriana. (2020). Moe de Triana en Twitter: "Holanda quiere dejar morir a sus ancianos; Francia no cuenta los muertos fuera de los hospitales; Alemania únicamente cifra las víctimas sin patologías previas... porque el asco tampoco entiende de fronteras. https://t.co/V5N2H4. Retrieved April 19, 2020, from Twitter website: https://twitter.com/moedetriana/status/1243532765175349248

@Newtral. (2020). Newtral en Twitter: "Mascarillas, viseras e incluso respiradores. Miles de personas con impresoras 3D están intentando ayudar al personal sanitario creando material EPI en sus casas.

https://t.co/lSVH3rjmMF   https://t.co/peyLSQDWDP" /   Twitter. Retrieved   April   4,   2020,   from https://twitter.com/Newtral/status/1244782470580576257

@OMC_Espana. (2020a). Organización Médica Colegial #NiUnDiaMas en Twitter: "INSISTIMOS #NiUnDiaMas? 25.000 sanitarios infectados 15,45 % del total ➡️https://t.co/bkxW3GgS0V #Covid19 #coronavirus #sanitarios #médicos #médicas #NiUnTestDeMenos https://t.co/zQl3VfhUML." Retrieved April 18, 2020, from Twitter website: https://twitter.com/OMC_Espana/status/1249068340250849280

@OMC_Espana. (2020b). Organización Médica Colegial #NiUnDiaMas en Twitter: "La @Policia respalda a los sanitarios amenazados y advierte de posibles conductas delictivas https://t.co/oKVLnALNea #cuidaraquienesnoscuidan" / Twitter. Retrieved April 18, 2020, from Twitter   website: https://twitter.com/OMC_Espana/status/1251056290224373763

@psiquiatriacom. (2020). Psiquiatria.com en Twitter: "Le dije: 'Todo va a salir bien', y le fallé. Bajé a la calle a llorar´ https://t.co/sllL0bh9YE https://t.co/0CjArDWSqc" / Twitter. Retrieved April 26, 2020, from Twitter   website: https://twitter.com/psiquiatriacom/status/1248177603313307649

@radio_angelica. (2020). Radio Angélica 99.7 en Twitter: "Desde la aparición de primeros casos de coronavirus en diciembre de 2019, pasando por la declaración de pandemia de la OMS hasta superar ampliamente la barrera del millón de infectados, el nuevo SARS-CoV-2 puso en jaque al. Retrieved April 15, 2020, from Twitter website: https://twitter.com/radio_angelica/status/1249674790983655427

@radioyskl. (2020). Radio YSKL en Twitter: "El director de la Organización Mundial de la Salud (OMS), Tedros Adhanom Ghebreyesus, anunció que se cambió el nombre del coronavirus a "COVID-19". Una abreviación de la enfermedad que causó la muerte de más de 1.000 personas. La p. Retrieved April 4, 2020, from https://twitter.com/radioyskl/status/1227296755986903040

@Renzo_Utili. (2020). Renzo en Twitter: "??? ITALIA aisla en rígida Cuarentena a 16 Millones de personas, nadie podrá salir o entrar solo por motivos muy urgentes: mapa https://t.co/jOCVj3DtrS" / Twitter. Retrieved   April   4,   2020,   from https://twitter.com/Renzo_Utili/status/1236620725018116101

@shildalys. (2020). 🌙hildaly🌙 en Twitter: "#coronoavirus 24 d enero 2020: #China pone en cuarentena 8 ciudades más en la provincia d Hubei, atrapando a 35 millones de residentes en sus ciudades. Al cierre d esta edición, 2019-nCoV ha matado a 26 pacientes, todos en China. En. Retrieved April 4, 2020, from https://twitter.com/shildalys/status/1220867654560468998

@UNICEF_CLM. (2020). UNICEF ComitéCLM en Twitter: "Enfermeros, médicos, auxiliares, celadores... El aplauso más largo del mundo para todos los trabajadores sanitarios ¡GRACIAS! https://t.co/oW4F45T1em" / Twitter. Retrieved April 11, 2020, from Twitter website: https://twitter.com/UNICEF_CLM/status/1248309973148467202

Riferimenti

Abarca Cidon, J. (2020a). Buenos dias. Seguimos con nuestras cronicas de la guerra contra el CV en HM hospitales. LinkedIn. Retrieved April 18, 2020, from LinkedIn website: https://www.linkedin.com/posts/juan-abarca-cidon-b7b72122_buenos-dias-seguimos-con-nuestras-cronicas-activity-6645896014756753409-HbNs/

Abarca Cidon, J. (2020b). Buenos dias del domingo 15 de marzo LinkedIn. Retrieved April 18, 2020, from LinkedIn website: https://www.linkedin.com/posts/juan-abarca-cidon-b7b72122_buenos-dias-del-domingo-15-de-marzo-ayer-activity-6644846287227355136-1R6W/

Abarca Cidon, J. (2020c). Parte de guerra contra el coronavirus en HM en Madrid a dia 11 de marzo del 2020 LinkedIn. Retrieved April 18, 2020, from LinkedIn website: https://www.linkedin.com/posts/juan-abarca-cidon-b7b72122_parte-de-guerra-contra-el-coronavirus-en-activity-6643392899729891328-dITO/

Abarca Cidon, J. (2020d). Parte de guerra contra el coronavirus en HM hospitales del dia 12 de marzo. LinkedIn. Retrieved April 18, 2020, from LinkedIn website: https://www.linkedin.com/posts/juan-abarca-cidon-b7b72122_parte-de-guerra-contra-el-coronavirus-en-activity-6643717774260609024-6Af1/

Abarca Cidon, J. (2020e). Parte de guerra contra el CV de HM Hospitales del 1-04 LinkedIn. Retrieved April 18, 2020, from LinkedIn website: https://www.linkedin.com/posts/juan-abarca-cidon-b7b72122_parte-de-guerra-contra-el-cv-de-hm-hospitales-activity-6650969737582923776-5iT8/

Abarca Cidon, J. (2020f). Parte de guerra contra el CV del 07-04 en HM Hospitales. LinkedIn. Retrieved April 18, 2020, from LinkedIn website: https://www.linkedin.com/posts/juan-abarca-cidon-b7b72122_parte-de-guerra-contra-el-cv-del-07-04-en-activity-6653145817328812032-sX03/

Abarca Cidon, J. (2020g). Parte de guerra contra el CV del 25 de marzo en HM hospitales LinkedIn. Retrieved April 18, 2020, from LinkedIn website: https://www.linkedin.com/posts/juan-abarca-cidon-b7b72122_parte-de-guerra-contra-el-cv-del-25-de-marzo-activity-6648433954376433664-uGz9/

Abarca Cidon, J. (2020h). Parte de guerra contra el CV del 27-03 LinkedIn. Retrieved April 18, 2020, from LinkedIn website: https://www.linkedin.com/posts/juan-abarca-cidon-b7b72122_parte-de-guerra-contra-el-cv-del-27-03-un-activity-6649167955412172800-rwck/

Abarca Cidon, J. (2020i). Parte de guerra contra el CV del lunes 23-03 LinkedIn. Retrieved April 18, 2020, from LinkedIn website:

https://www.linkedin.com/posts/juan-abarca-cidon-b7b72122_parte-de-guerra-contra-el-cv-del-lunes-23-activity-6647702326834540545-ZPcn/

Abarca Cidon, J. (2020j). Parte de guerra contra el CV en HM hospitales del 12-04 LinkedIn. Retrieved April 18, 2020, from LinkedIn website: https://www.linkedin.com/posts/juan-abarca-cidon-b7b72122_parte-de-guerra-contra-el-cv-en-hm-hospitales-activity-6654981161456140288-DOkf/

Abarca Cidon, J. (2020k). Parte de guerra contra el CV en HM Hospitales del 16-04. Retrieved April 18, 2020, from LinkedIn website: https://www.linkedin.com/posts/juan-abarca-cidon-b7b72122_parte-de-guerra-contra-el-cv-en-hm-hospitales-activity-6656407723212701696-s0la/

Abarca Cidon, J. (2020l). Parte de guerra de HM Hospitales contra el CV del 13-04 LinkedIn. Retrieved April 18, 2020, from LinkedIn website: https://www.linkedin.com/posts/juan-abarca-cidon-b7b72122_parte-de-guerra-de-hm-hospitales-contra-activity-6655318834830024704-CLiL/

Abarca Cidon, J. (2020m). Un dia mas en la guerra contra el CV en HM. Posiblemente, hoy dia 17-03 LinkedIn. Retrieved April 18, 2020, from LinkedIn website: https://www.linkedin.com/posts/juan-abarca-cidon-b7b72122_un-dia-mas-en-la-guerra-contra-el-cv-en-hm-activity-6645528471470776320-EDU0/

Alexi, N. A., & Kathleen A. Moore. (2016). Seeking help for mental illness: A qualitative study among Greek-Australians and Anglo-Australians. Hellenic Journal of Psychology, 13(1), 1–12. https://doi.org/10.13140/RG.2.2.16012.87687

Angelidis, A., Solis, E., Lautenbach, F., van der Does, W., & Putman, P. (2019). I'm going to fail! Acute cognitive performance anxiety increases threat-interference and impairs WM performance. PLoS ONE, 14(2). https://doi.org/10.1371/journal.pone.0210824

Azeem, D. S. M. (2013). Conscientiousness, Neuroticism and Burnout among Healthcare Employees. International Journal of Academic Research in Business and Social Sciences, 3(7). https://doi.org/10.6007/ijarbss/v3-i7/68

Baldonedo-Mosteiro, M., Almeida, M. C. dos S., Baptista, P. C. P., Sánchez-Zaballos, M., Rodriguez-Diaz, F. J., & Mosteiro-Diaz, M. P. (2019). Burnout syndrome in Brazilian and Spanish nursing workers. Revista Latino-Americana de Enfermagem, 27. https://doi.org/10.1590/1518-8345.2818.3192

Barkham, M., Bewick, B., Mullin, T., Gilbody, S., Connell, J., Cahill, J., … Evans, C. (2013). The CORE-10: A short measure of psychological distress for routine use in the psychological therapies. Counselling and Psychotherapy Research, 13(1), 3–13. https://doi.org/10.1080/14733145.2012.729069

Buelow, M. T., & Suhr, J. A. (2009, March 5). Construct validity of the Iowa gambling task. Neuropsychology Review, Vol. 19, pp. 102–114. https://doi.org/10.1007/s11065-009-9083-4

Cassady, J. C., & Johnson, R. E. (2002). Cognitive test anxiety and academic performance. Contemporary Educational Psychology, 27(2), 270–295.

Chang, W. C., Neo, A. H. C., & Fung, D. (2015). In Search of Family Resilience. Psychology, 06(13), 1594–1607. https://doi.org/10.4236/psych.2015.613157

Colten, H. R., & Altevogt, B. M. (2006). Sleep disorders and sleep deprivation: An unmet public health problem. In Sleep Disorders and Sleep Deprivation: An Unmet Public Health Problem. https://doi.org/10.17226/11617

Consejo General de Enfermeria. (2019). Estadística de Agresiones. Retrieved April 19, 2020, from Web del Consejo General de Enfermeria website: https://www.consejogeneralenfermeria.org/observatorio-enfermero/agresiones/estadistica-de-agresiones

Cortini, M., Pivetti, M., & Cervai, S. (2016). Learning Climate and Job Performance among Health Workers. A Pilot Study. Frontiers in Psychology, 7(OCT), 1644. https://doi.org/10.3389/fpsyg.2016.01644

Derryberry, D., & Reed, M. A. (2002). Anxiety-related attentional biases and their regulation by attentional control. Journal of Abnormal Psychology, 111(2), 225–236. https://doi.org/10.1037/0021-843X.111.2.225

Egloff, B., Schwerdtfeger, A., & Schmukle, S. C. (2005). Temporal stability of the Implicit Association Test-Anxiety. Journal of Personality Assessment, 84(1), 82–88. https://doi.org/10.1207/s15327752jpa8401_14

Eurostat. (2020). Healthcare resource statistics - beds - Statistics Explained. Retrieved April 16, 2020, from Web Eurostat website: https://ec.europa.eu/eurostat/statistics-explained/index.php/Healthcare_resource_statistics_-_beds

Frankl, V. E. (2014). The will to meaning: Foundations and applications of logotherapy. Penguin.

Garrie, A. J., Goel, S., & Forsberg, M. M. (2016). Medical Students' Perceptions of Dementia after Participation in Poetry Workshop with People with Dementia. International Journal of Alzheimer's Disease, 2016. https://doi.org/10.1155/2016/2785105

Greenwald, A. G., McGhee, D. E., & Schwartz, J. L. K. (1998). Measuring individual differences in implicit cognition: The implicit association test. Journal of Personality and Social Psychology, 74(6), 1464–1480. https://doi.org/10.1037/0022-3514.74.6.1464

Health Consumer Powerhouse Ltd. (2018). Euro Health Consumer Index

2018. Retrieved April 16, 2020, from Web Health Consumer Powerhouse Ltd website: https://healthpowerhouse.com/publications/#200118

Heath, P. J., Seidman, A. J., Vogel, D. L., Cornish, M. A., & Wade, N. G. (2017). Help-seeking stigma among men in the military: The interaction of restrictive emotionality and distress. Psychology of Men and Masculinity, 18(3), 193–197. https://doi.org/10.1037/men0000111

Henry, J. D., & Crawford, J. R. (2005). The short-form version of the Depression anxiety stress scales (DASS-21): Construct validity and normative data in a large non-clinical sample. British Journal of Clinical Psychology, 44(2), 227–239. https://doi.org/10.1348/014466505X29657

Horne, J. (2012, November 1). Working throughout the night: Beyond "sleepiness" - impairments to critical decision making. Neuroscience and Biobehavioral Reviews, Vol. 36, pp. 2226–2231. https://doi.org/10.1016/j.neubiorev.2012.08.005

Horowitz, M., Wilner, N., & Alvarez, W. (1979). Impact of Event Scale: A measure of subjective stress. Psychosomatic Medicine, 41(3), 209–218.

Hübner, G., Mohs, A., & Petersen, L. E. (2014). The Role of Attitude Strength in Predicting Organ Donation Behaviour by Implicit and Explicit Attitude Measures. Open Journal of Medical Psychology, 03(05), 355–363. https://doi.org/10.4236/ojmp.2014.35037

Instituto de Salud Carlos III. (2020). Situación de COVID-19 o Coronavirus en España. Retrieved April 15, 2020, from Web Instituto de Salud Carlos III website: https://covid19.isciii.es/

Iwata, N., Mishima, N., Shimizu, T., Mizoue, T., Fukuhara, M., Hidano, T., & Spielberger, C. D. (1998). Positive and negative affect in the factor structure of the State-Trait Anxiety Inventory for Japanese workers. Psychological Reports, 82(2), 651–656. https://doi.org/10.2466/pr0.1998.82.2.651

Jung, K., Shavitt, S., Viswanathan, M., & Hilbe, J. M. (2014). Female hurricanes are deadlier than male hurricanes. Proceedings of the National Academy of Sciences of the United States of America, 111(24), 8782–8787.
https://doi.org/10.1073/pnas.1402786111

Junta de Andalucía. (2019). Anteproyecto de Ley de reconocimiento de autoridad del profesorado. Retrieved April 18, 2020, from Web de la Junta de Andalucía website: https://www.juntadeandalucia.es/servicios/normas-elaboracion/detalle/171905.html

Khaleghparast, S., Joolaee, S., Maleki, M., Peyrovi, H., Ghanbari, B., & Bahrani, N. (2016). Visiting hour's policies in intensive care units: Exploring participants' views. International Journal of Medical Research \& Health Sciences, 5(5), 322–328

Krauth, C., Stahmeyer, J. T., Petersen, J. J., Freytag, A., Gerlach, F. M., & Gensichen, J. (2014). Resource Utilisation and Costs of Depressive Patients in Germany: Results from the Primary Care Monitoring for Depressive Patients Trial. Depression Research and Treatment, 6, 730–891. https://doi.org/10.1155/2014/730891

Lana, A., Baizán, E. M., Faya-Ornia, G., & López, M. L. (2015). Emotional intelligence and health risk behaviors in nursing students. Journal of Nursing Education, 54(8), 464–467.

Maslach, C, & Jackson, S. (1997). Inventário "Burnout" de Maslach. In TEA Ediciones (Ed.), MBI- Inventário "Burnout" de Maslach. Madrid.

Maslach, Christina, & Jackson, S. E. (1981). The measurement of experienced burnout. Journal of Organizational Behavior, 2(2), 99–113. https://doi.org/10.1002/job.4030020205

O.M.S. (2020a). Hospital beds per 100 000 - European Health Information Gateway. Retrieved April 15, 2020, from Web O.M.S. website: https://gateway.euro.who.int/en/indicators/hfa_476-5050-hospital-beds-per-100-000/visualizations/#id=34379

O.M.S. (2020b). Preguntas y respuestas sobre la enfermedad por coronavirus (COVID-19). Retrieved April 18, 2020, from Web de la O.M.S. website: https://www.who.int/es/emergencies/diseases/novel-coronavirus-2019/advice-for-public/q-a-coronaviruses

O.N.U. (2014). La OMS y UNICEF son las agencias más respetadas en el mundo. Retrieved March 20, 2020, from Noticias ONU website: https://news.un.org/es/story/2014/05/1301751

O'Connor, M. L., & McFadden, S. H. (2010). Development and Psychometric Validation of the Dementia Attitudes Scale. International Journal of Alzheimer's Disease, 2010. https://doi.org/10.4061/2010/454218

Odriozola-González, P., Planchuelo-Gómez, Á., Irurtia-Muñiz, M. J., & Luis-García, R. de. (2020). Psychological symptoms of the outbreak of the COVID-19 crisis and confinement in the population of Spain. Pre-Print. https://doi.org/10.31234/OSF.IO/MQ4FG

OECD/European Observatory on Health Systems and Policies. (2019). España: Perfil sanitario nacional 2019, State of Health in the EU. Retrieved from http://www.oecd.org/health/Country-

Poon, S. T. F. (2016). Identifying and Comparing Mystery and Honesty as Emotional Branding Values in Brand Personality Design. International Journal Of Recent Scientific Research, 7(3), 9241–9248.

Putman, P., Verkuil, B., Arias-Garcia, E., Pantazi, I., & Van Schie, C. (2014). EEG theta/beta ratio as a potential biomarker for attentional control and resilience against deleterious effects of stress on attention. Cognitive, Affective and Behavioral Neuroscience, 14(2), 782–791. https://doi.org/10.3758/s13415-013-0238-7

Ross, V., Sankaranarayanan, A., Lewin, T. J., & Hunter, M. (2016). Mental health workers' views about their suicide prevention role. Psychology, Community & Health, 5(1), 1–15. https://doi.org/10.5964/pch.v5i1.174

Salovey, P., & Mayer, J. D. (1990). Emotional Intelligence. Imagination, Cognition and Personality, 9(3), 185–211. https://doi.org/10.2190/DUGG-P24E-52WK-6CDG

Selye, H. (1946). The General Adaptation Syndrome and the Diseases of Adaptation. The Journal of Clinical Endocrinology & Metabolism, 6(2), 117–230. https://doi.org/10.1210/jcem-6-2-117

Smith, J. A., & Shinebourne, P. (2012). Interpretative phenomenological analysis. American Psychological Association.

Spielberger, C. D., Gorsuch, R. L., & Lushene, R. E. (1970). Manual for the State-Trait Anxiety Inventory.

Sriwijitalai, W., & Wiwanitkit, V. (2020). COVID-19 in forensic medicine unit personnel: Observation from Thailand. Journal of Forensic and Legal Medicine, 72, 101964. https://doi.org/10.1016/j.jflm.2020.101964

Thomson, W. (2014). The Head Stands Accused by the Heart! — Depression and Premature Death from Ischaemic Heart Disease. Open Journal of Depression, 03(02), 33–40. https://doi.org/10.4236/ojd.2014.32008

van den Bos, R., Jolles, J. W., & Homberg, J. (2013, June 5). Social modulation of decision-making: A cross-species review. Frontiers in Human Neuroscience, Vol. 7, p. 301. https://doi.org/10.3389/fnhum.2013.00301

Vogel, D. L., Wade, N. G., & Haake, S. (2006). Measuring the self-stigma associated with seeking psychological help. Journal of Counseling Psychology, 53(3), 325–337. https://doi.org/10.1037/0022-0167.53.3.325

Werneke, U., Goldberg, D. P., Yalcin, I., & Üstün, B. T. (2000). The stability of the factor structure of the general health questionnaire. Psychological Medicine, 30(4), 823–829. https://doi.org/10.1017/S0033291799002287

Wester, S. R., Vogel, D. L., O'Neil, J. M., & Danforth, L. (2012). Development and evaluation of the Gender Role Conflict Scale Short Form (GRCS-SF). Psychology of Men and Masculinity, 13(2), 199–210. https://doi.org/10.1037/a0025550

World Meteorological Organization. (2020). Tropical Cyclone Naming. Retrieved March 7, 2020, from https://public.wmo.int/en/About-us/FAQs/faqs-tropical-cyclones/tropical-cyclone-naming

Wynants, L., Van Calster, B., Bonten, M. M. J., Collins, G. S., Debray, T. P. A., De Vos, M., … van Smeden, M. (2020). Prediction models for diagnosis and prognosis of covid-19 infection: systematic review and critical appraisal. BMJ (Clinical Research Ed.), 369, m1328. https://doi.org/10.1136/bmj.m1328

Conclusioni

Con questo lavoro abbiamo voluto presentare in modo chiaro e conciso l'esperienza del personale sanitario in situazioni di emergenza, come l'attuale crisi sanitaria, con particolare attenzione agli aspetti psicologici in situazioni di grave stress emotivo; una situazione che, unitamente a componenti specifiche della personalità individuale, possono favorire la comparsa di problemi di salute mentale. Parimenti, vengono fornite informazioni utili sulle misure da adottare a scopopreventivo, partendo da quelle adottate dai Collegi psicologici ufficiali, nonché sull'importanza della resilienza di fronte alle avversità..

Cogliamo infine l'occasione di ringraziare l'intero personale sanitario per il lavoro che svolge ogni giorno, indispensabile e fondamentale in situazioni di emergenza come quella della pandemia che stiamo vivendo, e un encomio speciale a tutti gli operatori che hanno perso la loro vita nel tentativo di salvare quella degli altri. (@ Bastayamalaga2, 2020) (vedi Figura 41).

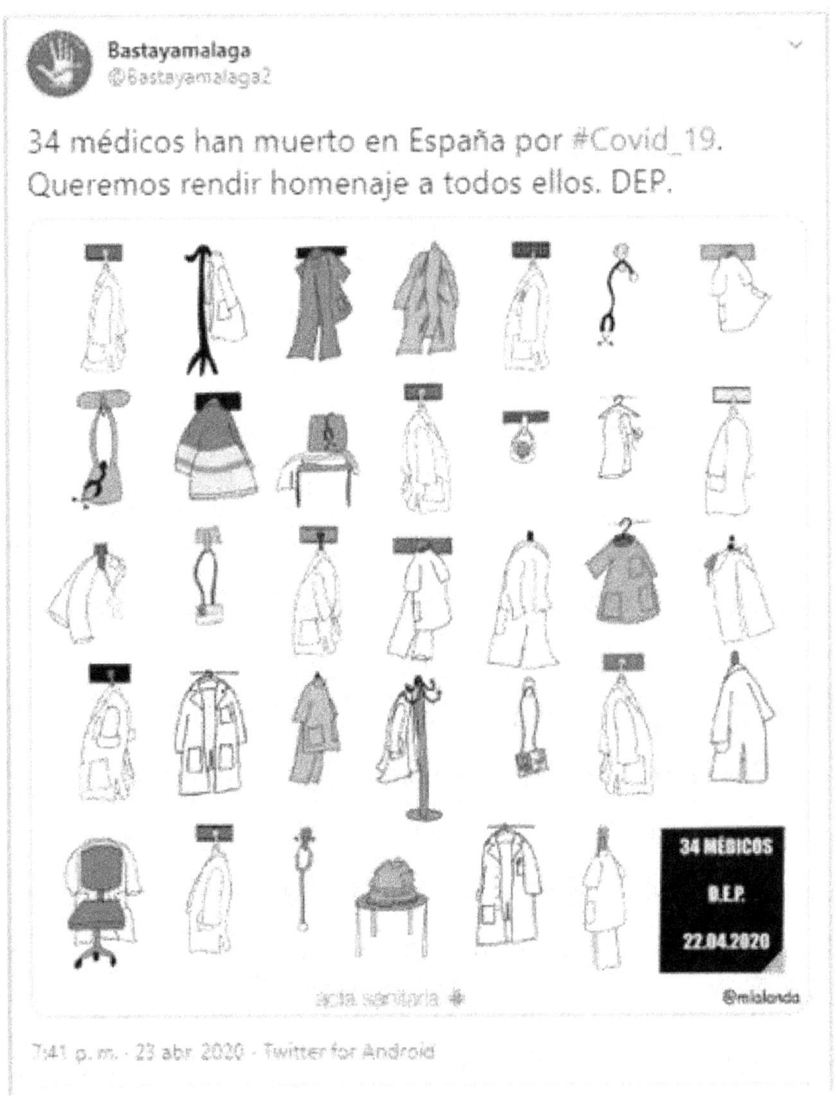

Foto 41 Tweet Un omaggio ai medici

34 medici sono morti in Spagna a causa del #Covid-19. Rendiamo onore a tutti loro. DEP.